実践から識る！

心不全緩和ケアチームの作り方

編集

大石醒悟　兵庫県立姫路循環器病センター 循環器内科
柴田龍宏　久留米大学医学部内科学講座 心臓・血管内科部門
高田弥寿子　国立循環器病研究センター 看護部

南山堂

執筆者

庵地 雄太	神戸百年記念病院心臓大血管疾患リハビリテーションセンター（心理療法士）
飯塚 裕美	亀田メディカルセンター看護部看護師長（急性・重症患者看護専門看護師）
大石 醒悟	兵庫県立姫路循環器病センター循環器内科医長
大西 佳子	京都府立医科大学疼痛・緩和医療学教室・在宅チーム医療推進学講座特任助教
大森 崇史	飯塚病院緩和ケア科医長代理
加藤 雅史	三菱京都病院心臓内科副部長
門岡 康弘	熊本大学大学院生命科学研究部教授
柏木 秀行	飯塚病院緩和ケア科部長
河野 由枝	国立循環器病研究センター看護部副看護師長（緩和ケア認定看護師）
川端 太嗣	兵庫県立尼崎総合医療センターリハビリテーション部
木澤 義之	神戸大学医学部附属病院緩和支持治療科特命教授
京極 真	吉備国際大学保健医療福祉学部作業療法学科准教授
琴岡 憲彦	佐賀大学医学部循環器内科准教授
坂下 明大	神戸大学医学部附属病院緩和支持治療科特定助教
柴田 龍宏	久留米大学医学部内科学講座心臓・血管内科部門助教
菅野 康夫	国立循環器病研究センター心臓血管内科／神奈川県警友会けいゆう病院循環器内科部長
住吉 美香	久留米大学病院医療連携センター
関根 龍一	亀田総合病院疼痛・緩和ケア科部長
高田弥寿子	国立循環器病研究センター看護部副看護師長（急性・重症患者看護専門看護師）
高橋 知孝	兵庫県立がんセンター薬剤部（緩和薬物療法認定薬剤師）
田中奈緒子	兵庫県立姫路循環器病センター看護部（慢性心不全看護認定看護師）
玉田田夜子	兵庫県立姫路循環器病センター看護部（老人看護専門看護師）
中島菜穂子	久留米大学病院看護部
細川 豊史	洛和会丸太町病院院長
村井 亜美	兵庫県立姫路循環器病センター栄養管理部
山部さおり	三菱京都病院看護部（慢性心不全看護認定看護師）
横松 孝史	三菱京都病院心臓内科部長

（五十音順，敬称略）

刊行によせて

　近年，循環器診療は目覚ましい進歩を遂げ，冠動脈だけでなく大動脈弁狭窄症や僧帽弁閉鎖不全症に対してもカテーテル治療が行われるようになり，植込型除細動器や心臓再同期療法なども発達し，心臓移植待機時の植込型補助人工心臓も急速に普及しつつある．しかしながら高齢化社会の進行とともに心不全患者数は急増しており，これら全ての手段をもってしても治癒させることができない，あるいは適応とならない症例が年々増加している．米国においては，植込型補助人工心臓のデスティネーション治療が急速に進んだ結果，これらの症例に対する終末期ケアが大きな課題となっている．

　これまで，心不全は良性疾患であると一般的に認識されてきた．実際に心不全症状そのものは，集中治療によって速やかに改善することから，急性増悪による入退院を繰り返していながらも，終末期を含めた将来の状態の変化に備えるためのアドバンス・ケア・プランニング（ACP）といわれるプロセスは，ほとんど普及していない．また，循環器治療のみで改善できない呼吸困難や倦怠感，不安や抑うつに対してどのように対応すべきか，治療の差し控えなどに関する倫理的問題をどう解決すべきかなど，救命救急と緩和ケアの狭間で，多くの医師は悩んでいるのが現状である．

　このような状況のもと，心不全に対する緩和ケアの重要性をいち早く認識し，ガイドラインに準じた適切な心不全治療を行いつつも，全人的苦痛に苛まれている患者に対して何をすべきなのか，必死に取り組んできたのがまさに本書の編者・執筆者達である．身体的のみならず，心理・社会的な苦痛などの問題を早期に発見し，的確なアセスメントと対処を行うことによって，苦しみを予防し和らげ，クオリティ・オブ・ライフ（QOL）を改善するために何ができるか，質の高い緩和ケアを心不全治療とどのように両立すべきかについて，本書では多職種の立場から具体的に記載されている．また，循環器医と緩和ケア医は従来，協働作業を行う機会が少なかったが，どのように連携してチーム医療を行っていくかに関しても，条件の異なる様々な施設の取り組みを詳細に紹介することで，わかりやすく解説されている．

　本書をもとに全国において心不全緩和ケアチームが一つでも多く作られ，質の高い緩和ケアによって，一人でも多くの心不全患者ならびに家族のQOLが改善されることを期待している．

北海道大学大学院医学研究院

循環病態内科学教室　教授

安斉　俊久

序

　医療の発展は循環器診療において急性心筋梗塞の救命率向上や，不整脈治療による症状改善など多くの恩恵をもたらしてきた．

　一方で，皮肉にもあらゆる心疾患の行く末にある心不全は，進行性の難治性疾患として増加の一途を辿っている．そのような中，全人的苦痛へ介入し，QOLを改善するアプローチである「緩和ケア」が，心不全においても治療と並行して提供されるべき医療であることが徐々に認知され，2018年には本邦の心不全ガイドラインにおいて終末期心不全におけるadvance care planning（ACP）の実施ならびに症状緩和はclass Ⅰ（有効・有用であるという見解が広く一致している）として明記され，社会的にも特定の要件を満たす末期心不全に対する緩和ケア提供が保険償還されるに到った．

　しかし，心不全の緩和ケア提供の方法論に関する議論は未成熟であり，誰が，いつ，どのように，何を目的として行うべきであるのか，明確な解答は存在しておらず，苦悩を抱えながら現場の医療者は目前の課題に取り組んでいる．

　本書は本邦で先駆的に心不全の緩和ケアに取り組んでいる多様な施設の実践を知ることで，読者の皆様が「自分達でも工夫をすることで実践できる」チームの作り方について識り，考えて頂くことを念頭に，1章で緩和ケア医と循環器医の双方の立場から心不全緩和ケアの概論を，2章でチームの意義と各職種の役割について，3章で多職種の専門性を活かすための知識である合意形成と臨床倫理について，そして4章で多様な施設の取り組みの具体について執筆頂いた．多忙な業務の中，執筆頂いた諸氏の本書における尽力は感謝の念に堪えない．

　心不全の緩和ケアの実践は"このようにしなくてはならない"という定型的なものでなく，患者，家族，地域で利用可能な医療資源，さらには社会のニーズに合わせてその形態は変化するものであり，それこそが多職種で実践するチーム医療の醍醐味である．

　本書は心不全の緩和ケアの方法論に対する明確な解答を提供するものではないかもしれない．しかし，各施設の取り組みを知ることは必ずや読者に前へ進む知恵をもたらしてくれるはずである．多職種チームは存在するだけでは意義はない．質の高い心不全の緩和ケアを提供するために，チームで共有し，実践するべきことはどのようなものか，是非本書を参考に語り合って頂ければと編者一同願っている．

　最後に，企画から出版に至るまで辛抱強くご尽力頂いた，佃　和雅子氏はじめ南山堂の方々に感謝申し上げ発刊の挨拶とさせて頂く．

2018年5月

大石　醒悟
柴田　龍宏
高田　弥寿子

目次

1章　心不全緩和ケア概論 … 1

A ▶ 緩和医療学の変遷と非がん疾患の緩和ケア …… 大西佳子，細川豊史　2
1. ホスピスの歴史 … 2
2. 緩和ケアの定義 … 3
3. 緩和医療学の変遷 … 5
4. わが国の緩和ケアチーム … 5
5. 緩和ケア全般に共通して，近年，重要視されていること … 5
6. 非がん疾患の緩和ケアの重要性と心不全緩和ケアへ期待すること … 6

B ▶ なぜ今，心不全の緩和ケアが必要とされるのか？
―心不全の緩和ケアの背景と現状― …… 柴田龍宏　8
1. 心不全の疫学と予後 … 8
2. 心不全患者が抱える苦痛 … 8
3. 心不全緩和ケア概論 … 10
4. 海外主要学会のガイドラインやステートメントの状況 … 13
5. 海外での取り組みや研究 … 13
6. 国内の状況 … 14

C ▶ 緩和ケア医の立場からみた，心不全緩和ケアの役割とその対象 …… 坂下明大　17
1. 緩和ケアの対象は … 17
2. 緩和ケアはどのように導入するべきか … 17
3. 課題と展望 … 19

D ▶ 循環器医の立場からみた，心不全緩和ケアの役割とその対象 …… 柴田龍宏　21
1. 心不全緩和ケアの対象 … 21
2. 心不全緩和ケアの担い手を考える … 21
3. 心不全緩和ケアが抱える問題 … 22

2章　チームに期待されるもの，各メンバーの役割 … 27

A ▶ 質の高い緩和ケアチームとは …… 木澤義之　28
1. そもそも緩和ケアの専門性とは？ … 28
2. 対象と定義 … 28

3　どのような組織作りをするか？（ストラクチャー）……………………………… 29
　　　4　プロセス ……………………………………………………………………………… 29
　　　5　アウトカム …………………………………………………………………………… 30

B ▶ 心不全の緩和ケアを実践するチームを作る場合の留意点　……………大石醒悟　33
　　　1　心不全の緩和ケアにおける多職種チームの必要性 ………………………………… 33
　　　2　心不全の緩和ケアを提供する多職種チームモデル ………………………………… 33
　　　3　チーム医療を推進するための考え方 ………………………………………………… 35
　　　4　慢性心不全を対象とする緩和ケアチームの主体 …………………………………… 35
　　　5　心不全の緩和ケアを実践するチームを作る場合の留意点 ………………………… 36

C ▶ 心不全の緩和ケアにおける循環器内科医の役割とは　……………………大石醒悟　37
　　　1　治療医としての役割 ………………………………………………………………… 37
　　　2　意思決定支援における役割 ………………………………………………………… 37
　　　3　基本的緩和ケアの提供者としての役割 …………………………………………… 38
　　　4　専門的緩和ケア（本書で扱う緩和ケアチーム）への紹介医としての役割 ……… 41

D ▶ 緩和ケア医の役割　……………………………………………………………柏木秀行　42
　　　1　緩和ケアの認定医・専門医制度 …………………………………………………… 42
　　　2　緩和ケアチームにおける緩和ケア医の役割 ……………………………………… 43
　　　3　心不全緩和ケアにおける緩和ケア医の強み ……………………………………… 45
　　　4　心不全緩和ケアにおける緩和ケア医の弱み ……………………………………… 45
　　　5　理想の緩和ケア医の動き …………………………………………………………… 45
　　　6　施設に緩和ケア医がいない場合 …………………………………………………… 46

E ▶ 看護師の役割　…………………………………………………………………田中奈緒子　48
　　　1　診療補助 ……………………………………………………………………………… 48
　　　2　看護ケア ……………………………………………………………………………… 48
　　　3　意思決定支援 ………………………………………………………………………… 50
　　　4　家族ケア ……………………………………………………………………………… 51
　　　5　多職種協働の支援・調整 …………………………………………………………… 52
　　　6　緩和ケアチームにおけるリンクナース・専任看護師の役割 …………………… 52
　　COLUMN　専門・認定看護師の役割　………………………………………河野由枝　53

F ▶ 薬剤師の役割と薬物療法　……………………………………………………高橋知孝　55
　　　1　薬剤師の特性と役割 ………………………………………………………………… 55
　　　2　薬物療法における注意点 …………………………………………………………… 55
　　　3　疼　痛 ………………………………………………………………………………… 56
　　　4　呼吸困難感 …………………………………………………………………………… 57
　　　5　せん妄 ………………………………………………………………………………… 57
　　　6　鎮　静 ………………………………………………………………………………… 58

G ▶ 理学療法士の役割 ……………………………… 川端太嗣　60

1　患者ニーズの把握，意思決定支援 …………………………………… 60
2　理学療法士の役割 ……………………………………………………… 61

H ▶ 管理栄養士の役割 ……………………………… 村井亜美　64

1　心不全患者の栄養管理と緩和ケア …………………………………… 64
2　心不全における悪液質 ………………………………………………… 64
3　がんと心不全の緩和ケアの食事 ……………………………………… 65
4　食欲不振への対応とチームにおける管理栄養士の役割 …………… 65
5　症例提示 ………………………………………………………………… 66

I ▶ 医療ソーシャルワーカーの役割 ……………… 住吉美香　68

1　経済的問題 ……………………………………………………………… 68
2　介護・療養の問題 ……………………………………………………… 68
3　心不全における地域包括ケアの問題点 ……………………………… 69
4　患者と地域をつなぐMSWの役割 …………………………………… 70

J ▶ 心理士の役割 …………………………………… 庵地雄太　72

1　精神症状，心理社会的問題の評価：アセスメント ………………… 72
2　主治医チームや専門職チームなどとの情報共有：多職種とのコミュニケーション ……… 73
3　多職種と協働して精神症状，心理社会的問題の軽減を図る：間接的アプローチ ……… 74
4　心理教育や個別面接などを用いる：直接的アプローチ …………… 74
5　精神科や心療内科などの専門診療科との連携：コンサルテーションおよびリファー …… 74

3章　チームで実践する意思決定支援とチーム内の合意形成 …… 77

A ▶ 意思決定支援と合意形成 ……………………… 高田弥寿子　78

1　慢性心不全における意思決定支援の特徴とアドバンス・ケア・プランニングの意義 …… 78
2　慢性心不全における意思決定支援と合意形成をどのように進めていくべきか ……… 79
3　チームで実践する意思決定支援と合意形成 ………………………… 81

B ▶ 合意形成の手段としての信念対立解明アプローチ …… 京極　真　83

1　信念対立解明アプローチのエッセンス ……………………………… 83
2　信念対立とは何か ……………………………………………………… 83
3　信念対立解明アプローチ ……………………………………………… 84

C ▶ 合意形成における臨床倫理 …………… 琴岡憲彦, 門岡康弘　89

1　臨床倫理という道具 …………………………………………………… 89
2　医療倫理の四原則 ……………………………………………………… 90

3　ジョンセンらの四分割表 ··· 91

4章　チームの紹介 ·· 97

A ▶ 国立循環器病研究センター ―緩和ケア医のいない緩和ケアチーム― ····· 菅野康夫　98
　　　1　当センターの概要 ··· 98
　　　2　緩和ケアチームの設立 ·· 98
　　　3　チームの構成メンバー ·· 99
　　　4　病院内でのチームの位置付け ··· 101
　　　5　依頼から実践までの流れ ··· 101
　　　6　その他の活動内容 ··· 103
　　　7　チームの課題と今後の展望 ·· 106
　　　8　チーム立ち上げ検討中施設へのメッセージ ·· 107

B ▶ 兵庫県立姫路循環器病センター ―常勤緩和ケア医がいない緩和ケアチーム―
　　　　　　　　　　　　　　　　　　　　　　　　　　······················· 玉田田夜子，大石醒悟　108
　　　1　チームの紹介：構成メンバー ·· 108
　　　2　病院内でのチームの位置付け ··· 108
　　　3　活動内容 ··· 108
　　　4　チームの長所と短所 ·· 113
　　　5　チームの立ち上げ時の苦労 ·· 113
　　　6　オリジナリティの高い部分 ·· 115
　　　7　人材の集め方 ··· 115
　　　8　活動開始後に浮かび上がった問題点：チーム介入依頼のタイミング ······ 115
　　　9　今後の展望 ·· 116
　　　10　チーム立ち上げ検討中施設へのメッセージ ······································ 117

C ▶ 久留米大学病院 ―既存の緩和ケアチームと協働する心不全緩和ケアチーム―
　　　　　　　　　　　　　　　　　　　　　　　　　　······················· 中島菜穂子，柴田龍宏　118
　　　1　チーム設立までの経緯 ··· 118
　　　2　病院内でのチームの位置付け ··· 120
　　　3　活動内容の実際 ·· 121
　　　4　チームの強み ··· 125
　　　5　チームの課題 ··· 126
　　　6　チーム活動から見えてきたもの ·· 126
　　　7　今後の展望，チーム立ち上げ検討中施設へのメッセージ ····················· 127

D ▶ 亀田総合病院 ―心不全，緩和ケア両チームの取り組みと連携の現状―
　　　　　　　　　　　　　　　　　　　　　　　　　　······················· 関根龍一，飯塚裕美　128
　　　1　両チームの紹介 ·· 128

    2　両チームの活動内容 ……………………………………………………………… 128
    3　心不全，緩和ケア両チームをつなぐ活動の紹介 ………………………………… 134
    4　心不全チームからみた活動開始後の問題点 …………………………………… 135
    5　今後の課題とチーム立ち上げ検討中施設へのメッセージ ……………………… 136

E ▶ 飯塚病院—総合診療医の活躍する緩和ケアチーム— ……………… 大森崇史，柏木秀行　138
    1　病院およびチーム紹介 …………………………………………………………… 138
    2　事　例 …………………………………………………………………………… 141
    3　今後の展望とチーム立ち上げ検討中施設へのメッセージ ……………………… 144

F ▶ 三菱京都病院—さまざまな変遷を経て確立された総合病院における心不全緩和ケアチーム— …………………………………… 横松孝史，山部さおり，加藤雅史　147
    1　構成メンバー …………………………………………………………………… 147
    2　チームの立ち上げ経緯と病院内でのチームの位置付け ………………………… 147
    3　活動内容 ………………………………………………………………………… 149
    4　病院の特性などをふまえたチーム立ち上げ時の苦労 …………………………… 153
    5　チームの長所・短所 ……………………………………………………………… 154
    6　人材の集め方 …………………………………………………………………… 154
    7　活動開始後に浮かび上がった問題点—急性期の総合病院としての苦悩— …… 155
    8　今後の展望とチーム立ち上げ検討中施設へのメッセージ ……………………… 155

索　引 ………………………………………………………………………………………… 157

1章

心不全緩和ケア概論

A 緩和医療学の変遷と非がん疾患の緩和ケア

はじめに

　循環器領域を主に専門とし，緩和医療を体系的に学んだことのない医療者にとっては，緩和ケアは足を踏み入れにくい分野かもしれない．2015年まで厚生労働省，日本緩和医療学会はともに，がんに関わる緩和ケアの推進を中心に取り組んできた．しかし緩和ケアはがん患者だけでなく，循環器疾患，呼吸器疾患，認知症などの非がん患者にも必要かつ重要な領域であることは論を待たない．このため，2016年より新たに「がん等における緩和ケアの更なる推進に関する検討会」を立ち上げ，すべての医療従事者が基本的な緩和ケアを身につけるための方策などを検討することとしている．

　ここでは，まず病院での動きを中心に緩和ケアの歴史や変遷に触れ，次に現在の緩和ケアの流れや今後の非がん緩和ケア，特に心不全緩和ケアが期待されていることなどについて言及することとする．

1 ─ ホスピスの歴史

　中世ヨーロッパ(11～12世紀)では，聖地エルサレムへの巡礼の旅や十字軍の遠征がさかんであった．各地の小さな教会では，旅の途中で病に倒れた巡礼者や傷ついた兵士たちの看病，看取りを行っており，教会の隣にそのための施設を作ったことがホスピスの始まりとされる．

　近代ホスピスは19世紀のアイルランドが起源とされている．当時，アイルランドは英国の植民地として重税を課されていた．ジャガイモ飢饉や結核の蔓延で，路上で亡くなる人々や多くの医療を受けられない貧しい人々が後を絶たず，1879年に修道女Mary Aikendheadがこの人たちの看病，看取り，ケアを施すためOur Lady's Hospiceを設立したのが，近代ホスピスの始まりである．

　その後，20世紀半ば，医学は進歩したものの，それは病気の診断，治療の進歩であり，病気の苦痛を和らげることやその方法にはあまり注目されていなかったため，がんの苦痛などで苦しむ多くの患者たちに対して，1967年に英国でCecily SaundersがSt Christopher's Hospiceを設立し，緩和ケアを基本とした，近代ホスピスの基礎を作ったことで，ホスピスが世界的な広がりをみせた．

　わが国では1977年に日本初のホスピス運動として日本死の臨床研究会が立ち上がったのを皮切りに，1981年に浜松市に聖隷三方原病院ホスピスが，1984年に淀川キリスト教病院内に緩和ケア病棟が設立され，1980年代後半から1990年代にかけて，徐々に緩和ケアの啓発と普

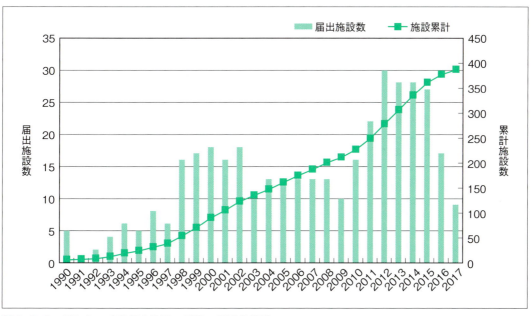

図1-A-1 緩和ケア病棟届出施設の推移・累計施設数
(日本ホスピス緩和ケア協会：緩和ケア病棟届出施設の推移・累計施設数より引用)

及が始まった．1990年に診療報酬制度として緩和ケア病棟入院料が新設されたことで国内の施設が増加し，2017年の時点では394施設に達している（**図1-A-1**）[1]．

2 ― 緩和ケアの定義

1989年のWHOの緩和ケアの定義は，「治癒を目的とした治療に反応しなくなった疾患をもつ患者に対する積極的で全人的なケアである」であり，"終末期医療・ターミナルケア"と同義であった（**図1-A-2**）が，2002年にWHOは，「生命を脅かす疾患による問題に直面している患者とその家族に対して，痛みやその他の身体的問題，心理社会的問題，スピリチュアルな問題を早期に発見し，的確なアセスメントと対処を行うことによって，苦しみを予防し和らげることで，QOLを改善するアプローチである」と変更し，早期からの緩和ケアの必要性を強調した定義に変更した．

つまり，緩和ケアとは，「生命を脅かす疾患に伴って起きる体のつらさ，心のつらさ，生活のつらさなど，さまざまなつらさを和らげるためのケア」，「さまざまな専門職種がチームとして総合的に支えるケア」であり，患者だけでなく，その患者を支えながら，同様に辛さを抱えた家族も受けることができるものである（**図1-A-3**）．すべての苦痛を和らげる緩和ケアが早期から行われること，患者だけでなく家族も含めた緩和ケアを行っていくことが重要である．

わが国では"早期からの緩和ケア"の必要性を医療者と患者に普及・啓発するために，2006年に政府が成立したがん対策基本法に基づき，2007年に厚生労働省が，がん対策推進基本計画（第一期）を策定し，がん予防，がん検診の充実，医療機関の整備，放射線療法・化学療法

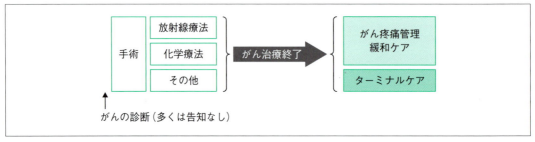

図1-A-2　昔の緩和ケアの考え方
手術を中心にまず治療が優先され，"がん"治療の効果が期待できなくなった段階で，やっと行われるのが昔の緩和ケアであり，WHOも1989年に「治癒を目的とした治療に反応しなくなった疾患をもつ患者に対する積極的で全人的なケアである」と定義していた．

（細川豊史：緩和ケアの基本的な考え方．外科．2013；75(4)，p.344 より許諾を得て改変し転載）

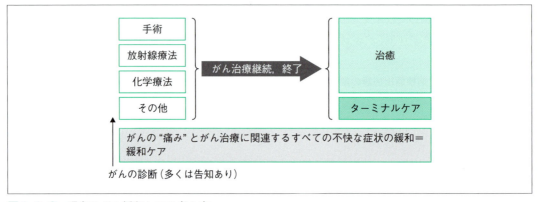

図1-A-3　現在のがん緩和ケアの考え方
がんと診断されたときから開始され，「"がん"に伴って起きる体のつらさ，心のつらさ，生活の辛さなど，さまざまなつらさを和らげるためのケア」で"がん"治療中も行われる．WHOも2002年に，その定義を「生命を脅かす疾患による問題に直面している患者とその家族に対して，痛みやその他の身体的問題，心理社会的問題，スピリチュアルな問題を早期に発見し，的確なアセスメントと対処を行うアプローチである」と変更している．

（細川豊史：緩和ケアの基本的な考え方．外科．2013；75(4)，p.344 より許諾を得て改変し転載）

の推進などとともに，"治療の初期段階からの緩和ケアの推進"と"すべてのがん患者・家族のQOLの向上"を唱えた．

2012年には，がん対策推進基本計画（第二期）が策定され，「"がんと診断された時からの緩和ケア"，つまり治療と並行して行われる緩和ケアが必要であることを，国民や医療・福祉従事者などの対象者に応じて効果的に普及・啓発する」ことが取り組むべき重要施策として掲げられた[2,3]．"がんと診断された時からの緩和ケア"は，医学的にも，いわゆるエビデンスとして，早期からがんの治療と同時に緩和ケアを受けると，受けなかったときに比べ，QOLが向上するばかりでなく生命予後も良くなる可能性が示されている[4]．

WHOでは緩和ケアの対象を「生命を脅かす疾患」と定義していたにも関わらず，わが国では"がん"の緩和ケアを中心に広がっていたが，2013年に循環器領域のAHA/ACCF心不全ガイドライン[5]において，通常治療抵抗性の不応性心不全（ステージD）の治療目的として，患者の終末期の目標確立の中における治療選択肢の一つとして緩和ケアが提示された．それを受けて

わが国でも2015年にようやく，がん以外の疾患，まずは循環器疾患の患者と家族への緩和ケアの推進が国をあげて開始された．

3 ― 緩和医療学の変遷

1996年にわが国に日本緩和医療学会が設立され，多くの先人が"緩和医療"，"緩和ケア"の実践とその概念の普及，そして医療者への教育・育成に尽力し，多くのがん患者とその家族が緩和ケアの恩恵を受けることができるようになってきた．

緩和ケア教育の普及の一環として，"がん診療に携わるすべての医師が緩和ケアについての基本的な知識を習得すること"と"がん治療の初期段階から緩和ケアが提供されること"を目的として，「がん診療に携わる医師に対する研修会」を行うように，各都道府県に厚生労働省健康局長が「がん診療に携わる医師に対する緩和ケア研修会の開催指針」を2008年に通知した．日本緩和医療学会はこの研修会の実施および開催支援と，この研修会のための指導者を育成することを軸とした「日本緩和医療学会PEACEプロジェクト」を実施してきた．がん診療拠点病院では，自施設のがん診療に携わるすべての医師が緩和ケア研修を修了することを目標としており，卒後2～5年目までのがん診療に携わる若手の医師は全員，「がん診療に携わる医師に対する緩和ケア研修会」を受講することを義務付けている．

また，日本緩和医療学会では，緩和ケアに必要な項目について多くのガイドラインを作成，改訂している．

4 ― わが国の緩和ケアチーム

厚生労働省は，がん診療連携拠点病院に緩和ケアチームの設置を義務付け，緩和ケアの実務面の普及と多職種によるチーム医療の実践の場を作り，患者とその家族に幅広い緩和ケアを提供できる環境作りを目指した．緩和ケアチームとは，がんなどの生命を脅かす病気をもつ患者・家族のQOLの維持向上を目的とし，主治医や担当看護師などと共同しつつ，診断時や治療早期から身体症状や精神症状などの緩和ケアに関する専門的な知識や技能を提供し，地域連携による切れ目のないケアの提供，医療従事者などへの教育，院内および地域での緩和ケア普及などを行う相談者である主治医，看護師などのメディカルスタッフによる多職種チームのことである（**表1-A-1**）．現場のスタッフが実践者であり，緩和ケアチームはスタッフの行う医療をサポートしていくことが重要である．これはがんのみならず，心不全でも同様であるが，2017年の時点で，心不全チームが存在する施設は129施設に留まり[6]，緩和ケアへの介入をしている施設はさらに少ない．

5 ― 緩和ケア全般に共通して，近年，重要視されていること

以前に比べると「緩和ケア」という言葉が医療者，患者・家族に広まりつつあるが，いまだ十分ではない．「ターミナルケア」，「終末期ケア」と同義ととらえている医療者も多く，緩和

表1-A-1　緩和ケアチームの構成

- 医師
  緩和ケア専門医，リエゾン科医師，放射線治療医，ペインクリニック医師，腫瘍科医師など
- 看護師
- 薬剤師
- 医療ソーシャルワーカー medical social worker (MSW)
- 歯科医師，歯科衛生士
- リハビリ専門職（理学療法士，作業療法士，言語聴覚士）
- 臨床心理士
- 管理栄養士
- ボランティア

ケアが実施されない，専門的緩和ケアへの紹介が遅れるなどが現実であり，さまざまな辛さを抱えたまま過ごす患者・家族が多い．また，患者・家族も緩和ケアをマイナスイメージとしてとらえていることが多いため，心疾患を含めた緩和ケアの理解を一般市民に啓発するとともに，患者・家族がいつでも緩和ケアについて相談できる体制を整備し，「いつでも，どこでも，切れ目のない質の高い緩和ケア」を受けられることが重要である．今後，緩和ケアを，心疾患を含めた非がん性疾患に広げ，その活動と人的資源を供給し続けていくためにも，すべての医学部に緩和医療学講座を早急に設置し，緩和ケアの普及・啓発・教育を体系的に行えるようにする必要があると考える．

6　非がん疾患の緩和ケアの重要性と心不全緩和ケアへ期待すること

2017年度から緩和ケア研修を再構成し，がん以外の疾患も含めた研修も実施し，非がん疾患への緩和ケアの普及・啓発・教育を図ることになる．2016年の日本緩和医療学会学術大会では，心疾患患者への緩和ケアに関する演題は23題，2017年には25題が発表されており，心不全患者への緩和ケアに対する関心の高さが伺える．日本人の死亡原因のトップは"がん"であるが，2位が心疾患であることからも，非がん疾患の中では，まずは心不全患者への緩和ケアの普及が急務であることは言うまでもない（**図1-A-4**）．

米国では緩和ケアを受けている患者の中で，がん患者は約1/3，残りは非がん患者であり，緩和ケアを受ける期間が，がん患者に比べると非がん患者のほうが長期となっている[7]．

心不全緩和ケア研究会が，わが国の循環器代表施設における心不全緩和ケアの実態と問題点を明らかにする目的で，日本循環器学会の循環器専門医研修施設を対象に2016年末にかけてアンケート調査を行った結果，「心不全患者に対する緩和ケアが必要と思う」は98％に上ることが明らかになった[6]．また，緩和ケアが必要な症状は，呼吸困難，不安，抑うつが上位であり，緩和ケアをして良かった点として，身体的症状緩和，精神的症状緩和，家族の意思尊重，患者意思尊重などをあげており，心不全患者に対する緩和ケアの重要性が再認識される結果となった．ただ，がんと比較して非がん疾患は病みの軌跡が複雑であり予後予測が難しいことや[7,8]，原疾患に対する治療中止の見極めの困難さも指摘されている．

A 緩和医療学の変遷と非がん疾患の緩和ケア

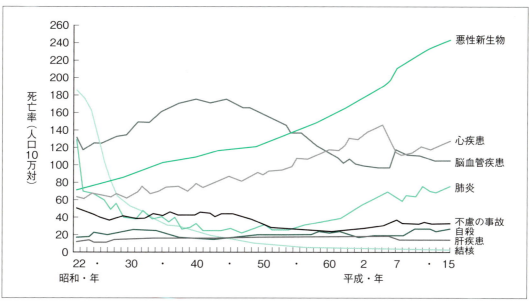

図1-A-4 日本人の死亡原因の1位が"がん"，2位が心疾患

（厚生労働省大臣官房統計より）

　非がん疾患の緩和ケアを広めるにあたり，緩和ケアのニーズの認識と共有，エビデンスや経験の不足，地域連携，教育などの問題点があげられるが，緩和ケアに従事する医療者と非がん疾患の診療に従事する医療者が協力，共同していくことでさらなる信頼関係を構築し，施設内だけに限らず地域，国内全体で連携し，情報交換の場を増やしていくことが今後重要となる．

〔大西佳子，細川豊史〕

文献

1) 日本ホスピス緩和ケア協会：緩和ケア病棟届出施設の推移・累計施設数.
   https://www.hpcj.org/what/pcu_sii.html
2) 細川豊史：緩和ケアの基本的な考え方. 外科. 2013；75(4)：343-7.
3) 細川豊史：本邦の緩和ケアの現況とこれからの課題. 京府医大誌. 2015；124(5)：321-7.
4) Temel JS et al：Early palliative care for patients with metastatic non-small-cell lung cancer. N Engl J Med. 2010；363(8)：733-42.
5) Yancy CW et al：2013 ACCF/AHA guideline for the management of heart failure：a report of the American College of Cardiology Foundation/American Heart Association Task Force on Practice Guidelines. J Am Coll Cardiol. 2013；62(16)：e147-239.
6) 日経メディカル：学会トピック　第21回日本心不全学会学術集会
   http://medical.nikkeibp.co.jp/leaf/mem/pub/hotnews/int/201710/553243.html
7) 上村恵一：精神症状のアセスメントとマネジメント—がんと非がんの違いについて. 緩和ケア. 2017；27(6)：166-9.
8) Lynn J et al：Living well at the end of life. Adapting health care to serious chronic illness in old age. 6-10. Washington：Rand Health, 2003.

B なぜ今，心不全の緩和ケアが必要とされるのか？
―心不全の緩和ケアの背景と現状―

1―心不全の疫学と予後

　心不全患者数の増加予測に関する疫学研究によると，わが国の心不全患者数は2030年に130万人を超えると推計されている[1]．実際，日本循環器学会による循環器疾患診療実態調査[2]でも，心不全患者が年々増加している実態が報告されている．

　わが国の代表的な心不全の疫学研究としてCHART研究[3]やJCARE-CARD研究[4]，ATTEND研究[5]などが，海外の研究としてはEHFSⅡ研究[6]やOPTIMIZE-HF研究[7]，ADHERE研究[8]などが知られている（**表1-B-1**）．いずれの研究も登録患者の平均年齢は70歳前後と高齢であり，日本人心不全患者は欧米と比較して虚血性心疾患を原因とするものが少ない傾向にある．また，日本では入院期間の中央値が15～21日であり，欧米の4～9日と比較して長期間であることも大きな特徴である．これは医療システムの違いを反映していると思われるが，わが国では適切な心不全治療が提供される機会が多いともいえる．しかし，わが国でも入院期間短縮の動きが加速しており，今後急増する心不全患者にどう対応していくのかは大きな課題である[9]．

　これまでの疫学研究で示された心不全患者の予後を**表1-B-1**にあわせて示した．その他の報告として，英国の2015年度国民心不全調査[10]では，心不全患者の入院中死亡率は8.9％であり，75歳以上では11％であった．また，同調査では1年間の全死亡率は26.7％であった．強心薬に依存した心不全患者の1年生存率はわずか6％であるという報告[11]もあり，心不全がいかに予後不良な疾患であるかがわかる．

2―心不全患者が抱える苦痛

　過去の研究[12-15]で報告されている心不全患者の代表的な苦痛症状を**表1-B-2**に示した．心不全患者は，末期がん患者と同様に多くの身体的・精神的な苦痛症状を抱えている[16]．運動耐容能の低下や精神的不調，日常生活の自立性や社会的役割の喪失は生活の質（QOL）に大きな損失をもたらす[17,18]．また，心不全患者は平均4.5個もの併存疾患を有するとされている[19]．多併存疾患の存在は，幅広い苦痛症状や疾病管理の複雑化，予後の増悪，ポリファーマシーなどの問題につながる．特に心不全患者ではフレイルや認知症を合併する割合が多い[20]ことが大きな社会問題であり，高い介護負担や治療選択肢の制限，セルフケア能力への影響[21]などさまざまな場面で支障をきたす．

表1-B-1　日本と欧米の代表的な心不全疫学研究

	JCARE-CARD (4)	CHART-2 (3) (Stage C, Dのみ)	ATTEND (5)	OPTIMIZE-HF (7)	EHFS II (6)	ADHERE (8)
研究が行われた地域	日本	日本	日本	米国	欧州	米国
患者背景	慢性心不全増悪患者	Stage C/Dの心不全患者	急性心不全患者	心不全入院患者	急性心不全患者	急性心不全患者
登録年次	2004-2005	2006-2010	2007-2011	2003-2004	2004-2005	2005-2006
登録症例数	2,549	4,736	4,841	48,612	3,580	17,382
平均年齢（歳）	70.7	68.9	73	73.1	69.9	75
男性（%）	60	68.9	58	48	61.3	49
虚血性（%）	32	47.1	31.2	46	53.6	57
入院期間中央値（日）	15	NA	21	4	9	4
入院中死亡率（%）	HFpEF：6.5 HFrEF：3.9	NA	6.4	3.8	6.7	3
1年再入院率（%）	HFpEF：25.7 HFrEF：23.7	4.2	NA	NA	NA	NA
1年死亡率（%）	HFpEF：11.6 HFrEF：8.9	14.3	17	NA	20.5	NA

HFpEF（Heart failure with preserved Ejection Fraction）：左室駆出率が保たれた心不全
HFrEF（Heart failure with reduced Ejection Fraction）：左室駆出率が低下した心不全

表1-B-2　心不全患者の苦痛症状

	Blinderman et al, 2008 (12)	Lokker et al, 2016 (13)	Zambroski et al, 2005 (14)	Wilson et al, 2013 (15)
研究が行われた地域	米国	南アフリカ	米国	米国
登録症例数	103	230	53	40
呼吸困難	56%	95%	85%	65%
倦怠感	66%	82%	85%	70%
易疲労感	52%	93%	68%	73%
痛み	38%	91%	57%	53%
口渇	62%	36%	74%	73%
食欲低下	31%	72%	30%	38%
浮腫	32%	81%	47%	48%
不眠	44%	77%	64%	53%
不安	43%	94%	62%	50%
悲しみ	36%	92%	55%	38%

　メンタルヘルスも重要な問題であるが，成人心不全患者の22%に抑うつがあり，重症心不全患者では42%と高頻度となることが報告されている[22]．抑うつを併発すると服薬アドヒアランスの低下や健康状態の悪化，より多くの医療資源の消費がもたらされる[23,24]．また，低収入や未婚，病院までのアクセスが悪いなどの社会的な因子も，心不全の予後に大きな影響を与えると言われている[25]．

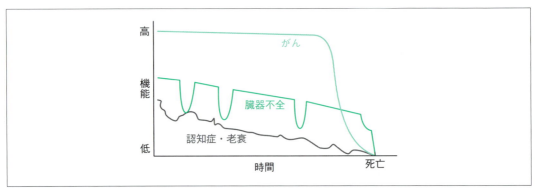

図1-B-1 病みの軌跡
(Lynn J：Perspectives on care at the close of life. Serving patients who may die soon and their families：the role of hospice and other services. JAMA. 2001；285(7)：925-32. より改変)

　もう1つの大きな問題は，心不全治療や終末期医療にまつわる複雑かつ困難な意思決定である．心不全患者やその家族は，外科的手術やデバイス治療，心臓移植などの高い侵襲度とリスクを伴う治療，そして終末期の対応について複雑な意思決定を求められることも少なくない．しかし，しばしば意思決定支援やアドバンス・ケア・プランニング advance care planning（ACP），予後に関する話し合いがなされないまま，医療が進められている現状が指摘されている[26,27]．

3 ─ 心不全緩和ケア概論

a. 緩和ケアとは

　緩和ケアは「患者・家族のQOLの維持・向上」と「good death」を目的とした多職種アプローチである．また，緩和ケアはgood deathへの過程だけでなく，「good life」の全うを支えることも求められる．元来緩和ケアはがんを中心に発展してきたが，世界保健機関は2002年に緩和ケアの対象を「生命を脅かす疾患をもつ患者とその家族」と定義[28]し，2014年のWorld Palliative Care Alliance（WPCA）のレポート[29]では「生命を脅かす疾患だけでなく，慢性疾患も対象」となり，緩和ケアの定義は次第に拡大をみせている．また，同レポートでは循環器疾患（脳血管障害を含む）はがん以上に緩和ケアのニーズが高い領域であると指摘している．

b. 心不全緩和ケアを考えるときに知っておくべきこと

1) 特徴的な心不全の「病みの軌跡illness trajectory」

　終末期に急激に機能低下をきたすがんや，緩やかな機能低下を続ける老衰・認知症などと異なり，心不全は突然死の危険性を伴いながら増悪寛解を繰り返し，比較的長期にわたる機能低下と予測困難な死が特徴である（図1-B-1）．増悪した時点では治療反応の正確な予測は困難であることも多く，そのまま病状が改善せずに終末期を迎えることもある一方で，順調に回復する経験を繰り返すことも少なくない．そのような複雑な経過から，心不全患者は疾患の進行

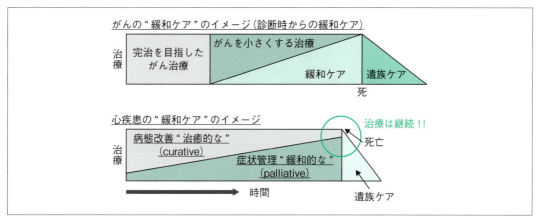

図1-B-2　治療と並存する心不全緩和ケアモデル
(Lynn J et al：Living Well at the End of Life. Adapting health Care To Serious Chronic Illness in Old Age. RAND document WP-137. より改変)

を実感し難いことも多く，自らの予後を過大評価し[30]，その死は家族にとって「予期せぬ死」と認識されてしまうこともある．医療者自身も「今回もなんとか退院できるのでは？」と考え，治療の追加ばかりに目を奪われがちである．その結果，患者のQOLは損なわれ続け，どのような終末期を過ごしたいかについて話し合われることがないまま，気づけば緩和ケアの恩恵を受けるタイミングを逃していることが数多くある．緩和ケア的アプローチは終末期になってから開始するのではなく，病みの軌跡と照らし合わせながら早期に開始されるべきものである．

2) 適切な心不全治療と緩和ケアの関係

図1-B-2に示すように心不全が進行するにつれ，治療と並行しながら緩和ケアの強化が行われる[31]．緩和ケアと治療は二者択一ではなく，共存していくものだという認識が必要である．また，適切な心不全治療自体が症状緩和になるということも心不全の特徴であり，緩和ケアを考えるときに「最善の心不全治療がなされているか？」という視点をもち，それを裏付ける臨床的知識や技術をアップデートし続ける姿勢も重要である．利尿薬や強心薬を投与することで症状の改善が見込めるのであれば，薬物投与による不利益が利益を上回るまで継続すべきであり，最後まで投与されることもある．

3) 全人的苦痛の緩和とコミュニケーションの重要性

心不全の緩和ケアにおいてもがんと同様に全人的苦痛(図1-B-3)への介入が求められる．全人的苦痛とは身体的，精神心理的，社会的，スピチリュアルな苦痛をトータルで考える概念であり，それらの苦痛は相互に関連し合う．また，その実現のためには，医療従事者と患者との濃厚なコミュニケーションが不可欠である．患者や家族のニーズは複雑であり，治療や終末期のゴールに関する議論にはしばしば膨大な時間を要する．しかし，話し合いを繰り返すことが患者と家族のQOL改善に直結する．

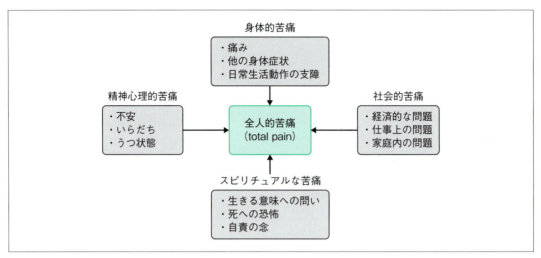

図1-B-3 全人的苦痛

(Saunders CM:The management of terminal malignant disease. 2nd ed. p.232-241, Edward Arnold, 1984. より訳)

表1-B-3 心不全の緩和ケアに求められるもの

疾患早期から継続するもの
患者・家族の病気や治療，予後に対する理解の向上を図る
患者・家族の不安や落ち込みに対応する
呼吸困難や痛みなどの身体症状・精神症状についてスクリーニングを行い，症状マネジメントを行う
治療のゴールについての話し合いを開始し，継続する（アドバンス・ケア・プランニング）
治療期
治療に伴う苦痛に対しての支持療法
身体症状・精神症状の継続的な評価と症状マネジメント
治療選択に関する意思決定支援（手術，各種デバイス，補助人工心臓・心移植など）
人生の最終段階
人生の最終段階の治療やゴールについて話し合う
患者が最期まで自分らしい生活ができるように援助する
療養場所の選択について支援する
苦痛の緩和（オピオイドの使用，鎮静など）
グリーフケア

c. 心不全緩和ケアに求められるもの

　前述の通り心不全の治療と緩和ケアは二者択一ではない．病みの軌跡の前半は心不全コントロールに焦点を置きつつ，QOLの維持・改善を目的として緩和ケア的アプローチを開始する．病みの軌跡の後半では次第に治療効果が乏しくなり，緩和ケアの比重が大きくなっていく．診断時にすでに心不全の進行が著しい場合は，最初から緩和ケア的アプローチを優先させる必要がある．心不全緩和ケアの詳細な役割に関しては別項に譲るが，現時点ではおおむね**表1-B-3**のようなアプローチを多職種チームで提供することが求められている．

表1-B-4 国内外主要学会ガイドラインにおける心不全緩和ケア関連の推奨度

	推奨度	エビデンスレベル	内容
2013 ACC/AHA	ClassI	B	心不全患者への緩和ケア介入の必要性を定期的に検討すること
	ClassI	B	有症候性の重症心不全患者に対するQOL向上目的の緩和ケア
	ClassIIb	B	適切な治療下でも有症候性の心不全に対する, 症状緩和を目的とした長期間強心薬持続投与
2013 ISHLT	ClassIIa	C	補助人工心臓検討患者への緩和ケア介入
	ClassI	C	Destination therapy患者への緩和ケア介入
2016 ESC	ClassI	A	再入院と死亡リスク減少のための多職種チーム介入
2017 JCS/JHFS	ClassI	B	意思決定能力が低下する前に, あらかじめ患者や家族と治療や療養について対話するプロセスであるACPの実施
	ClassI	C	心不全や合併症に対する治療の継続と, それらに伴う症状の緩和
	ClassII	C	多職種チームによる患者の身体的, 心理的, 精神的な要求に対する頻回の評価

ACC = American College of Cardiology, AHA = American Heart Association, ISHLT = International Society of Heart and Lung Transplantation, ESC = European Society of Cardiology
JCS = The Japanese Circulation Society, JHFS = The Japanese Heart Failure Society
Yancy CW et al. J Am Coll Cardiol. 2013;62(16):e147-e239.
Feldman D et al. J Heart Lung Transplant. 2013;32(2):157-87.
Ponikowski P et al. Eur Heart J. 2016;37(27):2129-200.
日本循環器学会/日本心不全学会合同ガイドライン: 急性・慢性心不全診療ガイドライン(2017年改訂版). http://www.j-circ.or.jp/guideline/pdf/JCS2017_tsutsui_h.pdf

4 ― 海外主要学会のガイドラインやステートメントの状況

近年, 国内外の主要学会から心不全の緩和ケアについて言及したガイドラインやステートメント[31-36]が発表されるようになった. 表1-B-4は現在発表されているガイドラインにおける, 心不全緩和ケアの主要な推奨度をまとめたものである. 近年では疾患早期からの緩和ケア介入の有用性が協調されるようになってきている. しかし, 高い推奨度の一方で, 心不全の疾患早期からどのように緩和ケアを組み込んでいくか, 治療と並行してどのような緩和ケア的介入が求められているかに関してはほとんど言及されていない.

5 ― 海外での取り組みや研究

まだこの領域の研究は始まったばかりであるが, 現在までの心不全緩和ケアに関するランダム化比較試験 randomized controlled trial (RCT) を表1-B-5に示した[37-41]. これまでの報告からは心不全患者に対する緩和ケアは患者の苦痛症状とQOLの改善をもたらし, 予後には影響を与えないというのがおおむねの傾向であるといえる. しかし, これらのRCTの中にはバイアスのリスクが高いものが多く, 慎重な解釈が必要であるとも指摘されている[42].

表1-B-5 心不全緩和ケアのランダム化比較試験

著者	年（国）	対象	平均年齢,（歳）	介入群	非介入群	結果
入院患者に対する緩和ケア						
Sidebottom et al (37)	2015（米国）	急性心不全患者	73	緩和ケアチームへのコンサルト (n=116)	通常治療のみ (n=116)	・QOL，苦痛症状，抑うつの改善がみられる ・ACPの機会が多くなる ・予後に影響は与えない ・再入院率は変わらない
Hopp et al (38)	2016（米国）	急性心不全患者（EFFECT scoreで1年死亡リスク≧33％ and/or NYHA Ⅲ/Ⅳ）	68	緩和ケアチームへのコンサルト (n=43)	通常治療のみ (n=42)	・ホスピスの利用率は変わらない ・ACPの機会は変わらない ・予後に影響は与えない
外来患者に対する緩和ケア						
Rogers et al (PAL-HF) (39)	2017（米国）	再入院や死亡リスクの高い心不全患者（ESCAPE score ≧4）	71	緩和ケア専門の多職種チーム介入 (n=75)	通常治療のみ (n=75)	・QOLが改善する ・予後に影響は与えない ・再入院率は変わらない
在宅患者に対する緩和ケア						
Brännström et al (PREFER) (40)	2014（スウェーデン）	NYHA Ⅲ/Ⅳ の心不全患者	79	緩和ケア専門の多職種チームによる在宅緩和ケア (n=36)	通常治療のみ (n=36)	・QOLが改善する ・NYHAが改善する ・再入院率が減少する
Wong et al (41)	2016（香港）	末期心不全患者	78	訪問看護師主導の在宅/電話による緩和ケア (n=43)	通常治療のみ (n=41)	・QOLが改善する ・苦痛症状が改善する ・ケアの満足度が上がる ・再入院率が減少する

6―国内の状況

　わが国では，2010年に日本循環器学会の「循環器疾患における末期医療に関する提言」[43)]において緩和ケアの必要性が提言され，それを反映して2011年の「急性心不全治療ガイドライン」[44)]の最終章で緩和ケアが初めて取り上げられた．2014年には日本救急医学会，日本集中治療医学会，日本循環器学会が合同で「救急・集中治療における終末期医療に関するガイドライン」[45)]を発表し，救急・集中治療領域における終末期の判断やその後の対応について考える指針が定められた．また，2016年には日本心不全学会より「高齢心不全患者の治療に関するステートメント」[46)]が発表され，高齢者の慢性心不全を"ありふれた疾患であると同時に，がんと同様に死に至る悪性病態"であると宣言し，終末期医療の指針としてのACPとそれを支える多職種チームの重要性が示された．2017年10月には，「進行性で」「予後不良な」心不全について，国民によりわかりやすく理解してもらうため，日本循環器学会と日本心不全学会は『心不全とは，心臓が悪いために，息切れやむくみが起こり，だんだん悪くなり，生命を縮める病気

です.』という新たな定義を発表した[47]. 2018年3月に日本循環器学会,日本心不全学会が発表した「急性・慢性心不全診療ガイドライン（2017年改訂版）」では,終末期心不全におけるACPの実施ならびに症状緩和はClass Iの推奨とされるに至った.

　2013年に国立循環器病研究センターにわが国初の循環器緩和ケアチームが生まれたのを皮切りに,国内でも心不全緩和ケアを提供する多職種チームが生まれつつある.この領域への関心はいまだ広く浸透しているとは言い難いが,2018年度から緩和ケア診療加算の対象に末期心不全が追加される方針が発表され,今後は急速な普及が予想される.その普及の中でいかに「質」を担保していけるかが,心不全緩和ケア「新」時代に問われている.

〔柴田龍宏〕

文献

1) Okura Y et al：Impending epidemic：future projection of heart failure in Japan to the year 2055. Circ J. 2008；72(3)：489-91.
2) 日本循環器学会：循環器疾患診療実態調査2015年報告書. http://www.j-circ.or.jp/jittai_chosa/jittai_chosa2015web.pdf
3) Ushigome R et al：Temporal trends in clinical characteristics, management and prognosis of patients with symptomatic heart failure in Japan -- report from the CHART Studies. Circ J. 2015；79(11)：2396-407.
4) Tsuchihashi-Makaya M et al：Characteristics and outcomes of hospitalized patients with heart failure and reduced vs preserved ejection fraction. Report from the Japanese Cardiac Registry of Heart Failure in Cardiology (JCARE-CARD). Circ J. 2009；73(10)：1893-900.
5) Sato N et al：Clinical features and outcome in hospitalized heart failure in Japan (from the ATTEND Registry). Circ J. 2013；77(4)：944-51.
6) Nieminen MS et al：EuroHeart Failure Survey II (EHFS II)：a survey on hospitalized acute heart failure patients：description of population. Eur Heart J. 2006；27(22)：2725-36.
7) O'Connor CM et al：Predictors of mortality after discharge in patients hospitalized with heart failure：an analysis from the Organized Program to Initiate Lifesaving Treatment in Hospitalized Patients with Heart Failure (OPTIMIZE-HF). Am Heart J. 2008；156(4)：662-73.
8) Atherton JJ et al：Patient characteristics from a regional multicenter database of acute decompensated heart failure in Asia Pacific (ADHERE International-Asia Pacific). J Card Fail. 2012；18(1)：82-8.
9) Konishi M et al：Heart failure epidemiology and novel treatments in Japan：facts and numbers. ESC Heart Fail. 2016；3(3)：145-51.
10) National Heart Failure Audit Annual Report, April 2015-March 2016. http://www.ucl.ac.uk/nicor/audits/heartfailure/documents/annualreports/annual-report-2015-6-v8.pdf
11) Hershberger RE et al：Care processes and clinical outcomes of continuous outpatient support with inotropes (COSI) in patients with refractory endstage heart failure. J Card Fail. 2003；9(3)：180-7.
12) Blinderman CD et al：Symptom distress and quality of life in patients with advanced congestive heart failure. J Pain Symptom Manage. 2008；35(6)：594-603.
13) Lokker ME et al：The Prevalence and Associated Distress of Physical and Psychological Symptoms in Patients With Advanced Heart Failure Attending a South African Medical Center. J Cardiovasc Nurs. 2016；31(4)：313-22.
14) Zambroski CH et al：Impact of symptom prevalence and symptom burden on quality of life in patients with heart failure. Eur J Cardiovasc Nurs. 2005；4(3)：198-206.
15) Wilson J et al：Symptoms Experienced by Heart Failure Patients in Hospice Care. J Hosp Palliat Nurs. 2013；15(1)：13-21.
16) Bekelman DB et al：Symptom burden, depression, and spiritual well-being：a comparison of heart failure and advanced cancer patients. J Gen Intern Med. 2009；24(5)：592-8.
17) Solano JP et al：A comparison of symptom prevalence in far advanced cancer, AIDS, heart disease, chronic obstructive pulmonary disease and renal disease. J Pain Symptom Manage. 2006；31(1)：58-69.
18) Bekelman DB et al：Symptoms, depression, and quality of life in patients with heart failure. J Card Fail. 2007；13(8)：643-8.
19) Saczynski JS et al：Patterns of comorbidity in older adults with heart failure：the Cardiovascular Research Network PRESERVE study. J Am Geriatr Soc. 2013；61(1)：26-33.
20) Cacciatore F et al：Frailty predicts long-term mortality in elderly subjects with chronic heart failure. Eur J Clin Invest. 2005；35(12)：723-30.
21) Zuccalà G et al：The effects of cognitive impairment on mortality among hospitalized patients with heart failure. Am J Med. 2003；115(2)：97-103.

22) Rutledge T et al：Depression in heart failure a meta-analytic review of prevalence, intervention effects, and associations with clinical outcomes. J Am Coll Cardiol. 2006；48(8)：1527-37.
23) Moraska AR et al：Depression, healthcare utilization, and death in heart failure：a community study. Circ Heart Fail. 2013；6(3)：387-94.
24) Wu JR et al：Medication adherence, depressive symptoms, and cardiac event-free survival in patients with heart failure. J Card Fail. 2013；19(5)：317-24.
25) Hersh AM et al：Postdischarge environment following heart failure hospitalization：expanding the view of hospital readmission. J Am Heart Assoc. 2013；2(2)：e000116.
26) Harding R et al：Meeting the communication and information needs of chronic heart failure patients. J Pain Symptom Manage. 2008；36(2)：149-56.
27) Lemond L et al：Palliative care and hospice in advanced heart failure. Prog Cardiovasc Dis. 2011；54(2)：168-78.
28) WHO：WHO Definition of Palliative Care. http://www.who.int/cancer/palliative/definition/en/
29) Connor SR et al：Global atlas of palliative care at the end of life. Worldwide Palliative Care Alliance, 2014.
30) Allen LA et al：Discordance between patient-predicted and model-predicted life expectancy among ambulatory patients with heart failure. JAMA. 2008；299(21)：2533-42.
31) Allen LA et al：Decision making in advanced heart failure：a scientific statement from the American Heart Association. Circulation. 2012；125(15)：1928-52.
32) Yancy CW et al：2013 ACCF/AHA guideline for the management of heart failure：a report of the American College of Cardiology Foundation/American Heart Association Task Force on Practice Guidelines. J Am Coll Cardiol. 2013；62(16)：e147-e239.
33) Feldman D et al：The 2013 International Society for Heart and Lung Transplantation Guidelines for mechanical circulatory support：executive summary. J Heart Lung Transplant. 2013；32(2)：157-87.
34) Ponikowski P et al：2016 ESC Guidelines for the diagnosis and treatment of acute and chronic heart failure：The Task Force for the diagnosis and treatment of acute and chronic heart failure of the European Society of Cardiology (ESC) Developed with the special contribution of the Heart Failure Association (HFA) of the ESC. Eur Heart J. 2016；37(27)：2129-200.
35) Braun LT et al：Palliative Care and Cardiovascular Disease and Stroke：A Policy Statement From the American Heart Association/American Stroke Association. Circulation. 2016；134(11)：e198-e225.
36) Fang JC et al：Advanced (stage D) heart failure：a statement from the Heart Failure Society of America Guidelines Committee. J Card Fail. 2015；21(6)：519-34.
37) Sidebottom AC et al：Inpatient palliative care for patients with acute heart failure：outcomes from a randomized trial. J Palliat Med. 2015；18(2)：134-42.
38) Hopp FP et al：Results of a Hospital-Based Palliative Care Intervention for Patients With an Acute Exacerbation of Chronic Heart Failure. J Card Fail. 2016；22(12)：1033-6.
39) Rogers JG et al：Palliative Care in Heart Failure：The PAL-HF Randomized, Controlled Clinical Trial. J Am Coll Cardiol. 2017；70(3)：331-41.
40) Brännström M et al：Effects of person-centred and integrated chronic heart failure and palliative home care. PREFER：a randomized controlled study. Eur J Heart Fail. 2014；16(10)：1142-51.
41) Wong FK et al：Effects of a transitional palliative care model on patients with end-stage heart failure：a randomised controlled trial. Heart. 2016；102(14)：1100-8.
42) Kavalieratos D et al：Palliative Care in Heart Failure：Rationale, Evidence, and Future Priorities. J Am Coll Cardiol. 2017；70(15)：1919-30.
43) 日本循環器学会：循環器病の診断と治療に関するガイドライン（2008-2009年度合同研究班報告），循環器疾患における末期医療に関する提言．http://www.j-circ.or.jp/guideline/pdf/JCS2010_nonogi_h.pdf
44) 日本循環器学会：循環器病の診断と治療に関するガイドライン（2010年度合同研究班報告），急性心不全治療ガイドライン（2011年改訂版）．http://www.j-circ.or.jp/guideline/pdf/JCS2011_izumi_h.pdf
45) 日本循環器学会，日本救急医学会，日本集中治療医学会：救急・集中治療における終末期医療に関するガイドライン～3学会からの提言～．http://www.j-circ.or.jp/topics/files/qq_guideline20141114.pdf
46) 日本心不全学会ガイドライン委員会：高齢心不全患者の治療に関するステートメント．http://www.asas.or.jp/jhfs/pdf/Statement_HeartFailure1.pdf
47) 日本循環器学会，日本心不全学会：『心不全の定義』について．http://www.asas.or.jp/jhfs/pdf/topics20171101.pdf

C 緩和ケア医の立場からみた，心不全緩和ケアの役割とその対象

はじめに

　わが国では，がん対策基本法に基づくがん対策推進基本計画により緩和ケアの実践が重点目標とされ，がん領域を中心として緩和ケアが実践されてきた．一方で，心疾患は2014年における死亡総数のうち，19万6,926人と15.5％を占めており，がんに次いで2番目に多い疾患であるにも関わらず，その多くを占める心不全患者における緩和ケアは十分に実践されていないのが現状である．末期心不全患者の多くは，身体的症状，精神的症状などの問題を抱えており，緩和ケアの実践はがんと同様に重要であると考えられる．

1 ― 緩和ケアの対象は

　2002年に世界保健機構（WHO）は緩和ケアを以下のように定義している．「生命を脅かす疾患に関連する問題に直面している患者と家族の，痛みその他の身体的，心理社会的，スピリチュアルな問題を早期に同定し適切に評価し対応することを通して，苦痛 suffering を予防し緩和することにより，患者と家族のQOLを改善する取り組みである」[1]．緩和ケアの対象は，従来はがんをはじめとした積極的治療に反応しなくなった患者とその家族であるとされてきた．しかし，現在では，疾患の種類を問わないこと，病気の時期を問わず早期から予防的に関わることの重要性が提言されている．また，WHOは緩和ケアの理念と具体的な実践を次の9項目としてまとめている（表1-C-1）．

　緩和ケアの目標は，あくまで患者とその家族のQOLの維持・向上であり，患者とその家族が医療従事者とともに治療やケアについて相談しながら，各自の人生を全うすることが目標になる．われわれ医療従事者は患者・家族の人生の一部をみているのに過ぎないことを忘れてはならない．また，心不全患者の家族はいずれ患者との死別を体験するが，大切な家族との死別は喪失を伴う重大で深刻な出来事であり，遺族のケアでは，家族の死に対して十分に悲しみ，その事実を認めて向き合い，自ら乗り越えていく作業を自然に行えるように支持的サポートを行う必要がある．しかし，遺族へのケアには，死別後にねぎらいの言葉をかけるよりも，療養中から患者・家族へのケアを十分に行うことが最も重要であると思われる．

2 ― 緩和ケアはどのように導入するべきか

　心不全患者やその家族には，どのように緩和ケアを提供するべきだろうか．海外のガイドラ

表 1-C-1 緩和ケアの理念と実践

①痛みやその他の苦痛な症状の緩和を行う
②生命を尊重し，死を自然なことと認める
③死を早めたり，引き延ばしたりしない
④心理的，スピリチュアルなケアを通常の医療・ケアに統合する
⑤死を迎えるまで患者が人生をできる限り積極的に生きていけるように支援する体制をとる
⑥家族が患者の病気や死別後の生活に適応できるように支援する体制をとる
⑦患者と家族のニーズに対応するためチームアプローチを実践する（適応があれば死別後のカウンセリングも行う）
⑧QOLを向上させ，病気の経過に良い影響を与える
⑨病気の初期段階から，化学療法，放射線療法などの延命を目指すその他の治療と同時に行われ，治療や検査に伴う苦痛な合併症のマネジメントを包含する

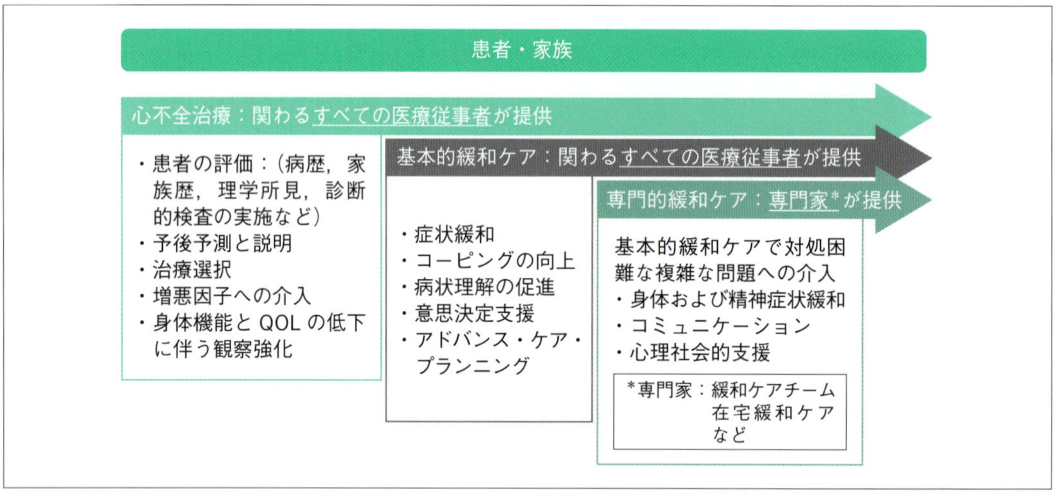

図 1-C-1 緩和ケアの提供体制

インにおいても，心不全ステージ分類Dといった末期心不全患者に対して緩和ケアが提供されるべきであることは示されているが，具体的な緩和ケアの内容については十分な記載がない[2,3]．日本においても，末期心不全患者に対しての緩和ケアに関する報告は乏しく，末期心不全患者に対しての緩和ケアについて確立したものはない．

それでは実際，心不全患者に対して緩和ケアはどのように導入していけばよいのだろうか．緩和ケアの導入の時期については，心不全の経過を理解しながら，病期（ステージ）に合わせて導入時期を考えることが重要である．心不全治療については積極的な心不全治療が適切に行われることが重要であり，さらに並行して支持療法として緩和ケアを導入していくことが必要となる．緩和ケアの介入内容としては，がん領域でも早期から必要と考えられている①症状緩和，②コーピング（対処能力）の向上，③病状理解の促進と治療目標の確認，④意思決定支援，⑤アドバンス・ケア・プランニング，があげられる．これらの介入は，基本的には心不全治療にあたるすべての医療従事者が行うべきものであり，症状緩和や意思決定が困難な際には，専門的な緩和ケアが必要になると考えられる（図1-C-1）．

また，緩和ケアを導入するにあたっては，簡便なスクリーニングをするためのツールを参考

にすることも有用である．1例としては，「サプライズ・クエスチョン」を用いる方法である[4]．サプライズ・クエスチョンとは1990年に開発された簡単な予後予測ツールで，「この患者が1年以内に亡くなったら驚くか」という質問を医師が自身に問う手法である．もし驚かないのなら，その患者はいわゆる終末期に差し掛かっている可能性があり，緩和ケアを開始したほうがよい．もう1つの方法としてSupportive & Palliative Care Indicators Tool(SPICT)を用いることも可能である[5]．以下のうち2つ以上の項目があてはまる場合に健康状態の悪化を疑う．①performance status(PS)が低下している，もしくは悪化傾向(50％以上をベッドもしくは椅子に座って過ごす)にあり回復が望めない，②身体的・精神的問題でほぼすべての日常生活に他者の支援が必要，③6か月以内に2回以上の計画していない入院歴がある，④3～6か月以内に5～10％の体重減少があるか，BMIが低い，⑤基礎疾患に対する治療が行われているにも関わらず，持続的に問題となる(つらい)症状がある，⑥患者から支持療法，緩和ケア，もしくは治療中止の希望がある．SPICTはEdinburgh大学で開発されたもので，すでに日本語版も開発されつつある．そろそろ緩和ケアを始めたほうがいいのではないかという基準の一つとしてあげられる．

3 — 課題と展望

がん領域の緩和ケアとの違いとして，心不全や慢性閉塞性肺疾患などの臓器不全では，末期ががんより長く数年の経過をたどることが多いことがあげられる[6]（**図1-B-1参照**）．どの症状増悪や入院が，患者の死亡に結びつくかを予想することが困難，増悪と寛解および入退院を繰り返し，そのたびに徐々に全身状態が悪化することが知られている[7]．

特に循環器疾患に限定すると，平成22年の「循環器疾患における末期医療に関する提言」における緩和ケアの実施施設は15％程度と非常に少ない．その要因としては，「循環器疾患における末期医療に関する提言」の中でもあげられる以下の要素が大きいと考えられる．

①増悪・寛解を繰り返すため予後予測が難しい
②治療方針が多岐にわたり，なかでも侵襲性の高い特殊治療(非侵襲的人工呼吸を含めた人工呼吸管理，強心薬の静注，一時的心ペーシング，大動脈バルーンパンピング，カテーテル治療，透析など)が症状緩和の要素を含むこと
③突然死を含む疾患の急性増悪時の緊急時に意思決定を，主治医とは異なる救急担当医が家族と行わなければならないことが多い

さらに，疾患経過の不確定さを前提として，緩和ケアの提供体制と地域における多職種協働を整備することが重要であることが指摘されている[8]．がん以外の疾患の症状に関しては，がん患者と同様に疼痛をはじめとする多彩な症状を示すことが知られており[9]，包括的な評価と対処が必要である．心不全患者の症状緩和についても，がん患者に対する症状緩和の技術が応用可能ではないかと考える．

しかし，今後の課題としてがん領域の緩和ケアを参考にしながらも，心不全患者特有の緩和ケアの取り組みを明らかにしていくことが極めて重要であると考える．現状では，心不全患者への緩和ケアの取り組みに関しては，施設レベルでの報告はあるものの，多施設で使用可能な

客観的指標は乏しく，緩和ケアの質について系統的に評価されたものはない．今後は，以下について明らかにしていくことが必要と考える．

①心不全患者に対して，通常臨床として広く用いられている治療の効果・有害事象，end-of-life discussionに関する情報を多施設で前向きに収集できる体制を構築し，実際に調査すること．

②心不全患者の遺族からみた，緩和ケアの質の評価（ケアは適切に行われていたのか，患者の苦痛は緩和されていたのか）を行うこと．

③心不全患者の緩和ケアに関わる医療従事者の知識，態度，困難感を明らかにし，心不全緩和ケアに関する教育体制を構築していくこと．

わが国においては，緩和ケアはがん疾患を中心に進められてきた経緯があり，緩和ケアの専門家の中でも心不全の治療や経過についての知識不足がある．さらに，緩和ケアに関する診療加算が一部の患者でしか算定できない，症状緩和のための薬物療法でも適用外処方が必要になるなど，行政面での課題も残っている．今後は，心不全領域における治療の有効性を確認しながら，がん領域で蓄積された緩和ケアの知識や技術を心不全患者にも還元していくことが必要である．

おわりに

緩和ケアの対象疾患は，すべての生命の危険に直面する疾患であり，その専門性は「からだ」と「こころ」のつらさの緩和と，治癒が難しい患者と家族にどのように向き合い，どのようにQOLの向上を図るかにある．今後わが国でも，慢性心不全をはじめとした，循環器領域の疾患に対して緩和ケアが導入される体制が構築されることを期待したい．

〔坂下明大〕

文献

1) World Health Organization：Definition of palliative care. Geneva：WHO, 2002. http://www.who.int/cancer/palliative/definition/en/
2) Yancy CW et al：2013 ACCF/AHA guideline for the management of heart failure：a report of the American College of Cardiology Foundation/American Heart Association Task Force on practice guidelines. Circulation. 2013；128(16)：e240-327.
3) Ponikowski P et al：2016 ESC Guidelines for the diagnosis and treatment of acute and chronic heart failure：The Task Force for the diagnosis and treatment of acute and chronic heart failure of the European Society of Cardiology (ESC) Developed with the special contribution of the Heart Failure Association (HFA) of the ESC. Eur Heart J. 2016；37(27)：2129-200.
4) Small N et al：Using a prediction of death in the next 12 months as a prompt for referral to palliative care acts to the detriment of patients with heart failure and chronic obstructive pulmonary disease. Palliat Med. 2010；24(7)：740-1.
5) Highet G et al：Development and evaluation of the Supportive and Palliative Care Indicators Tool (SPICT)：a mixed-methods study. BMJ Support Palliat Care. 2014；4(3)：285-90.
6) Lynn J：Perspectives on care at the close of life. Serving patients who may die soon and their families：the role of hospice and other services. JAMA. 2001；285(7)：925-32.
7) Kendall M et al：Exploring the concept of need in people with very severe chronic obstructive pulmonary disease：a qualitative study. BMJ Support Palliat Care. 2015 Aug 26. pii：bmjspcare-2015-000904.
8) Oishi A et al：The challenges of uncertainty and interprofessional collaboration in palliative care for non-cancer patients in the community：a systematic review of views from patients, carers and health-care professionals. Palliat Med. 2014；28(9)：1081-98.
9) Solano JP et al：A comparison of symptom prevalence in far advanced cancer, AIDS, heart disease, chronic obstructive pulmonary disease and renal disease. J Pain Symptom Manage. 2006；31(1)：58-69.

D 循環器医の立場からみた，心不全緩和ケアの役割とその対象

1 ─ 心不全緩和ケアの対象

　かつては，緩和ケアと積極的治療は二者択一で，相反する関係にあるという誤解があった[1]．しかし，現在では治療の施しようがなくなったときに初めて検討される緩和ケアのあり方は，適切でないとされている（図1-B-2参照）．突然死の危険性を伴いながら増悪寛解を繰り返す予測困難な心不全の「病みの軌跡」の中で，緩和ケア介入を検討する適切なタイミングを特定することは容易ではない[1,2]．とは言え，患者の全人的苦痛に対処することを人生の最終段階まで待つ必要はない．緩和ケアは，その目的が患者・家族のケアのゴールに合致する限り，心不全の経過すべてにわたって提供が検討されるべきである（図1-B-2参照）．緩和ケア導入のきっかけを待つのではなく，心不全疾病管理プログラムの一つとして治療経過の中に緩和ケアを統合 (integrate palliative care) させていかなければならない[3,4]．多職種チームアプローチは現代の心不全診療に不可欠であるが，緩和ケアはコミュニケーションの強化やさまざまなつらさの緩和，アドバンス・ケア・プランニング advance care planning (ACP) などに焦点を当てることで，従来の心不全チーム医療を補完する存在となる．

　2014年のWorld Palliative Care Alliance (WPCA) のレポート[5]では，緩和ケアは「予後」ではなく，患者個人のQOLを維持するための「ニーズ」によって提供されるべきものであるとされている[6]．つまり，ニーズのあるすべての心不全患者が緩和ケアの対象であるといえる．そしてそのニーズは疾患の進行とともに常に変化する．臨床的な重症度指標（例：左室駆出率 left ventricular ejection fraction (LVEF) や心臓カテーテル所見，予後予測スコアなど）と患者報告アウトカム（例：苦痛症状やQOL障害）にはしばしば潜在的なずれがあることを意識し，そこから導き出されるニーズを心不全の経過の中で慎重にフォローすべきである．

2 ─ 心不全緩和ケアの担い手を考える

　心不全の苦痛症状は適切な治療によって改善することが多く，これは循環器専門家が心不全緩和ケアに携わらなければならない大きな理由の一つである．しかし，次第に適切な治療を行っても症状の改善が得られなくなる時期が訪れる（表1-D-1）[7]．循環器の専門家は緩和ケアの知識や経験が不足しており，質の高い緩和ケアの提供のためには，緩和ケア専門家によるバックアップが望ましい．しかし，わが国においては緩和ケア専門家へのアプローチが十分に確保できない医療環境も少なくない．だからこそ心不全診療に携わるすべての医療従事者は，

表1-D-1 一歩進んだ議論が必要となるタイミング

・機能低下が著しく進行（身体的/精神的）し，生活の大半で介助が必要
・適切な薬物/非薬物療法下でもQOLを障害する重度の心不全症状がある
・適切な治療にも関わらず心不全増悪入院が頻回である
・心移植や機械的循環補助の適応にならない
・心臓悪液質
・臨床的に終末期が近いと判断される

(Ponikowski P et al：2016 ESC Guidelines for the diagnosis and treatment of acute and chronic heart failure：The Task Force for the diagnosis and treatment of acute and chronic heart failure of the European Society of Cardiology（ESC）Developed with the special contribution of the Heart Failure Association（HFA）of the ESC. Eur Heart J. 2016；37（27）：2129-200.より改変）

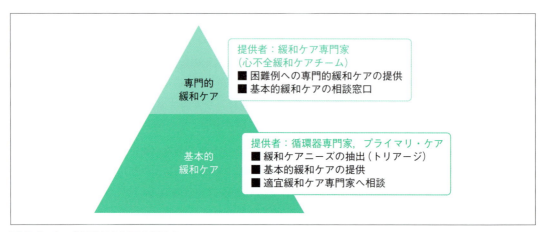

図1-D-1 「段階的」心不全緩和ケア

その中で利用できる緩和ケアのリソースを把握し，自らも"基本的緩和ケア"に精通している必要がある．基本的緩和ケアと専門的緩和ケアは図1-D-1のような関係として考えることができる．基本的緩和ケアの役割としては，①緩和ケアのニーズをキャッチすること，②基本的な身体的苦痛の緩和やメンタルケアの提供，③適宜緩和ケア専門家に相談することなどが期待される．一方で専門的緩和ケアの役割としては，難治性の症状管理や複雑な意思決定支援，困難なコミュニケーションなどについて，基本的緩和ケア提供者からのコンサルテーションを受ける役割が期待される．

本書で目指すべき心不全緩和ケアチームは，心不全においてこの専門的緩和ケアを担う存在である．このピラミッド型のシステムがうまく機能すれば，限られたソースを有効活用しながら，幅広い患者に緩和ケアを提供できると考えられる．

3 ― 心不全緩和ケアが抱える問題

発展途上の心不全緩和ケア領域であるが，今後取り組むべき課題を整理する．

a. 心不全の緩和ケアが普及しない理由

心不全緩和ケアの普及を妨げる要因として以下にあげたものが指摘されている[8]．これらの問題を一つ一つ解決していくことが求められる．

- 緩和ケアによってもたらされる利益が理解されていない
- 地域における緩和ケアのリソースが把握できていない[9]
- 緩和ケア介入＝治療からの撤退であるとの誤解が根強い
- 予後予測困難な経過をたどるため，緩和ケアに関するコミュニケーションを始めるタイミングがわからない
- 患者や家族自身が緩和ケア＝がんととらえており，心不全に適用されるという認識がない
- ホスピスの利用ができない
- オピオイド使用に対する保険上の制約がある
- 心不全の緩和ケアに関するエビデンスが確立していない

b. 心不全に対する認識のずれ

心不全は予測困難かつ予後不良な臨床経過をたどるが，心不全患者の多くは疾患や治療についての知識に乏しく，しばしば患者・家族は心不全を重篤な疾患と認識していないことが指摘されている[10]．その結果，心不全患者はがん患者と比較して，死の1か月前に急性期医療の資源を使用する割合が高いことが知られている（救急外来受診：60％ vs 45％，入院：60％ vs 45％，集中治療室入室：19％ vs 7％）[11-15]．緩和ケアの導入にあたっては，まずは心不全という疾患に関する正しいイメージを共有することが重要である．「病みの軌跡」はその理解を深める有用なツール（ディシィジョンエイド）になりうる．また，米国心臓協会 American Heart Association（AHA）は，1年ごとの心不全レビュー（表1-D-2）[16]によって，治療の見直しとともに心不全の状態や予後，将来についての話を定期的に行うことを推奨している．

c. 治療選択肢に関する問題

心不全患者の多くが，その疾患の経過の中でさまざまなリスクを伴う治療に関する意思決定を要求される．例えば，外科的もしくは経皮的な冠動脈血行再建術や弁修復・弁置換術は，心機能を改善する可能性と同時にリスクも存在する．また，強心薬持続投与や腎代替療法，一時的な機械的循環補助は急非代償性心不全を改善する可能性があるが，一方で慢性的な依存状態に陥る可能性も秘めている[16]．植込型除細動器 implantable cardioverter defibrillator（ICD）や補助人工心臓 ventricular assist device（VAD）は治療として幅広く選択されるようになったが，終末期におけるデバイスの停止や付随する合併症など，植込み前に話し合っておくべき問題点が数多くある[17-20]．意思決定支援は緩和ケアの主要な役割の一つであり，患者に適応可能な治療選択肢を示しつつ，患者の意向に寄り添いながら適切な選択を支援していくことが必要である．

表1-D-2 定期的な心不全レビュー

心不全の状態の確認
運動耐容能，苦痛症状，精神状態，QOL，疾患の進行度 介護者の認識 患者の価値観，目標，ケアに対する一般的な嗜好
予後予測
客観的な予測指標の検討 予後予測困難な経過であることの説明
治療の見直し
適応患者への心不全治療（β遮断薬，ACE阻害薬/ARB，アルドステロン拮抗薬，CRT，ICD） 併存疾患の治療（心房細動，高血圧，糖尿病，慢性腎臓病） 増悪予防のためのケア
将来への備え/アドバンス・ケア・プランニング
蘇生行為についての意思 侵襲的治療，手術，緩和ケアの希望 心不全レビューをカルテに保存する

(Allen LA et al : Decision making in advanced heart failure : a scientific statement from the American Heart Association. Circulation. 2012 ; 125(15) : 1928-52. より訳)

d. 教育システムの欠落

がんの領域では，緩和ケアを専門としない医師や看護師なども基本的緩和ケアを学ぶことが重視され，わが国における代表的な教育プログラムとして，医師を対象としたPalliative care Emphasis program on symptom management and Assessment for Continuous medical Education (PEACE)，看護師に対するEnd-of-Life Nursing Education Consortium-Japan (ELNEC-J) などが知られている．これらの内容は一部心不全にも応用可能であるが，十分ではない．今後，心不全の疾患特性を踏まえたトレーニングプログラムの整備が求められている．

〔柴田龍宏〕

文献

1) Kavalieratos D et al : "Not the 'grim reaper service'" : an assessment of provider knowledge, attitudes, and perceptions regarding palliative care referral barriers in heart failure. J Am Heart Assoc. 2014 ; 3(1) : e000544.
2) Meyer TE et al : Decision-making under uncertainty in advanced heart failure. Curr Heart Fail Rep. 2014 ; 11(2) : 188-96.
3) McIlvennan CK et al : Palliative care in patients with heart failure. BMJ. 2016 ; 353 : i1010.
4) Lewin WH et al : Integrating palliative care into routine care of patients with heart failure : models for clinical collaboration. Heart Fail Rev. 2017 ; 22(5) : 517-24.
5) Connor SR et al : Global atlas of palliative care at the end of life, Worldwide Palliative Care Alliance, 2014.
6) Kavalieratos D et al : Palliative Care in Heart Failure : Rationale, Evidence, and Future Priorities. J Am Coll Cardiol. 2017 ; 70(15) : 1919-30.
7) Ponikowski P et al : 2016 ESC Guidelines for the diagnosis and treatment of acute and chronic heart failure : The Task Force for the diagnosis and treatment of acute and chronic heart failure of the European Society of Cardiology (ESC) Developed with the special contribution of the Heart Failure Association (HFA) of the ESC. Eur Heart J. 2016 ; 37(27) : 2129-200.
8) Braun LT et al : Palliative Care and Cardiovascular Disease and Stroke : A Policy Statement From the American Heart Association/American Stroke Association. Circulation. 2016 ; 134(11) : e198-e225.
9) Ahluwalia SC et al : Physician factors associated with outpatient palliative care referral. Palliat Med. 2009 ; 23(7) : 608-

15.
10) Martínez-Sellés M et al：Pharmacological treatment in patients with heart failure：patients knowledge and occurrence of polypharmacy, alternative medicine and immunizations. Eur J Heart Fail. 2004；6(2)：219-26.
11) Setoguchi S et al：Hospice, opiates, and acute care service use among the elderly before death from heart failure or cancer. Am Heart J. 2010；160(1)：139-44.
12) Bakas T et al：Family caregiving in heart failure. Nurs Res. 2006；55(3)：180-8.
13) Goodlin SJ et al：Consensus statement：Palliative and supportive care in advanced heart failure. J Card Fail. 2004；10(3)：200-9.
14) Janssen DJ et al：Daily symptom burden in end-stage chronic organ failure：a systematic review. Palliat Med. 2008；22(8)：938-48.
15) Goodlin SJ：End-of-life care in heart failure. Curr Cardiol Rep. 2009；11(3)：184-91.
16) Allen LA et al：Decision making in advanced heart failure：a scientific statement from the American Heart Association. Circulation. 2012；125(15)：1928-52.
17) Lampert R et al：HRS Expert Consensus Statement on the Management of Cardiovascular Implantable Electronic Devices (CIEDs) in patients nearing end of life or requesting withdrawal of therapy. Heart Rhythm. 2010；7(7)：1008-26.
18) Feldman D et al：The 2013 International Society for Heart and Lung Transplantation Guidelines for mechanical circulatory support：executive summary. J Heart Lung Transplant. 2013；32(2)：157-87.
19) Matlock DD et al：Life-saving devices reach the end of life with heart failure. Prog Cardiovasc Dis. 2012；55(3)：274-81.
20) Brush S et al：End-of-life decision making and implementation in recipients of a destination left ventricular assist device. J Heart Lung Transplant. 2010；29(12)：1337-41.

2章

チームに期待されるもの，各メンバーの役割

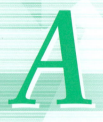 質の高い緩和ケアチームとは

はじめに

　緩和ケアは大きく分けて基本的緩和ケアと専門的緩和ケアに分類できる．専門的緩和ケアサービスの提供方法は大きく分類して，①ホスピス/緩和ケア病棟，②コンサルテーション，③在宅緩和ケア，の3つがある．このうちコンサルテーションは，病院内で受けることができる院内コンサルテーションチーム hospital based consultation team と在宅など地域で受けることができる地域コンサルテーションチーム community based consultation team に分類できる．現在わが国において心不全患者が受けることができる緩和ケアはコンサルテーション，もしくは在宅緩和ケアである．本項では，そのうち病院内の緩和ケアコンサルテーションチームに焦点を当て，その活動のあり方と意義について述べる．

1 ― そもそも緩和ケアの専門性とは？

　緩和ケアの専門性をひとことで表すと，治癒が望めない人も積極的な医療の対象としてとらえ，死への過程の質 quality of death を追求することである．医学は病気を治癒することや延命を目的に発展し，その中で死は避けるべきものとして扱われることが多く，その過程に医学の観点から目が向けられることが少なかった．緩和ケアは，死を人間が一度は体験する，避けることのできないプロセスととらえ，多面的かつ包括的なアセスメントに基づいて患者と家族のQOLの向上を目指すものであり，「suffering（つらさ）のマネジメント」と「エンド・オブ・ライフケア（終末期ケア）」がその根幹をなす．ひとことで言うと緩和ケアの専門性と究極の目的は good death and dying にある．それを達成するための重要な要素として症状緩和が存在する．

2 ― 対象と定義

　コンサルテーション活動の対象は，ケアの対象者である心不全などの患者とその家族であるが，同時に，患者のケアを担当する循環器医や看護師もわれわれにとって重要なクライアントである．また，本項では緩和ケアチームが対象とする患者を，英国国民保健サービス National Health Service (NHS) の National Institute for Health and Care Excellence (NICE) ガイドライン[1]を参考に治癒が困難で予後12か月以内の進行期心不全の状態にあるもの，と操作的に定義する．

また，緩和ケアチームによる診療を緩和ケアチームの基準2015年版では以下のように定義している[2]．「病院内および地域の医療福祉従事者が抱えている緩和ケアに関する困難な問題を，日常業務の中でより効果的に解決できるようにするために，緩和ケアチームが該当する医療福祉従事者に対して専門的な知識・技術に基づいて行う支援のこと．相談対応，推奨，ケアのコーディネーションを含んだ間接的な介入と，直接ケアに大きく分類できる」．

まずは，緩和ケアチームのメンバー，循環器医，病棟看護師，そして病院長，看護部長をはじめとする病院幹部が上記の目標を共有し，そのために緩和ケアチームを作るんだという共通した理念をもつことが重要である．緩和ケアチームを作るためには，まず，①目的，②どのような組織が必要か（ストラクチャー），③どのような活動を行うか（プロセス），④活動によって何が得られるか（アウトカム，患者・家族が得られる利益と病院が得られる利益を指す）を明確に示す必要がある．それぞれについて以下に述べる．

3 — どのような組織作りをするか？（ストラクチャー）

医師と看護師が最小単位

医師については，①循環器を専門とし，緩和ケアに造詣が深い医師，②緩和ケアを専門とする医師，③精神科を専門とし，緩和ケアに造詣が深い医師の3人が揃っていることが理想的である．少なくとも，緩和ケアを専門とする医師が構成メンバーにいることは必須である（そうしないと専門性がなくなり，コンサルテーションする意義もなくなる）．現在の状況をみると，循環器専門医で緩和ケアをサブスペシャリティーとする者は極めて少なく，また同様に緩和ケア専門医で循環器医療をサブスペシャリティーにする者も極めて少ない．もしも専門家が院内にいない場合は，院外から緩和ケア専門医や精神科医の支援を得る必要があるかもしれない．

看護師については，①慢性心不全看護認定看護師もしくは慢性疾患看護専門看護師，②緩和ケア認定看護師もしくはがん看護専門看護師，のどちらかが揃うことが理想的である．慢性心不全看護認定看護師の数が少なく（2017年7月時点で349人[3]），また緩和ケア認定看護師は相当数いる（2,211人[3]）が，その教育はがんの緩和ケアを中心に行われていることから，双方が協力しながら進めるというのが，現時点での最善であろうと考えられる．いずれにしても医師と看護師は，臨死期の患者の診療とケアの十分な経験と技能があることが必須である．さらに，患者・家族の多面的なニーズに答えるためには，医療ソーシャルワーカー medical social worker（MSW），リハビリテーション専門職，管理栄養士，薬剤師，心理職などをチームに加える必要がある．特に塩分制限，水分制限，そして運動がケアの上で重要な要素になるため，リハビリテーション専門職と管理栄養士のケアへの関与度は特に大きい印象がある．

4 — プロセス

コンサルテーションの活動は，毎日行われることが望ましい．可能であれば24時間365日サービスが提供されるのがより理想的だが，少なくとも平日日中はいつでも，チームにコンタ

クトが取れる状態にしておくべきである（緩和ケアチームの基準参照）．また，緩和ケアチームはコンサルテーションがあった患者を総合的に評価し，コンサルティ（依頼者）のニーズに応じて適切な推奨をする必要がある．わが国においてはコンサルテーション診療があまり一般的ではないため，そのエッセンスをコンサルテーションのエチケット[4]として表2-A-1に示す．これらの10項目は活動において原則として守るべきものである．

また，患者およびその家族を，症状や医学的所見だけでなく，その人の今まで過ごしてきた人生と，これから予想される経過や過ごし方を含め，身体，心理，社会，実存的な視点から総合的に把握するため，標準的なデータセットなどを用いてアセスメントするとよい．これらのデータセットは，①患者基本情報，②依頼内容，患者・家族の期待すること，③身体・精神症状（Edmonton Symptom Assessment System（ESAS）[5] や Palliative care Outcome Scale（POS）[6]などを用いた症状評価を含む），④心不全での入院歴，心不全の重症度（NYHA分類など），⑤意識状態，せん妄のスクリーニング（Confusion Assessment Method（CAM）[7]などを使用），抑うつのスクリーニング（Patient Health Questionnaire（PHQ）-2[8]，PHQ-9[9]などを使用），⑥予測される予後（主治医による臨床的予測，心不全の予後予測尺度であるシアトル心不全スコア[10]や Acute Decompensated Heart Failure National Registry（ADHERE）試験からの予後予測式[11]），⑦身体活動・日常生活動作（New York Heart Association（NYHA）分類，ADL，LawtonのIADL[12]），⑧実存的苦悩（Spiritual Pain Assessment Sheet（SpiPas）[13]などを利用），⑨物質依存のスクリーニング（飲酒習慣，CAGE質問[14,15]，喫煙習慣，薬物使用歴など），⑩生活史（居住状況，職業，地域社会での役割，趣味，宗教，性格，コーピングのパターン），⑪人生観・価値観と医療の希望（生活の上で大切にしていること・いきたいこと，希望や目標，医療やケアの上での希望），⑫家族（同居者，患者が頼りにしている人は誰か，実際の介護者は誰か，家族構成，家族システム，家族図の作成を含む），などを含む必要がある．評価にあたっては，できる限り妥当性と信頼性のある尺度を用いることが望ましい．また，行う推奨はガイドラインや研究成果に基づいて行われるべきである．これらの経過の中で，次に同じ問題が起きたときに主治医をはじめとする病棟チームが対処できるように教育的な働きをすることも十分に意識することが重要である．

5 ― アウトカム

自分たちの活動の自己証明のためにもアウトカムを定めて活動を行うことが望ましい．緩和ケアが対象とする患者は徐々に全身状態が悪化し介入効果を判断することは難しいが，①患者から直接得られるものとして，痛みや呼吸困難などの症状スケールの介入後1週間での変化，②後ろ向きのカルテ調査で得られるものとして，緩和ケアチームの介入件数，オピオイドの処方量や重症心不全のうちオピオイドを用いた割合，③患者の望んだ治療やケアと実際に行われたケアの合致率，④遺族調査，などがアウトカムとして使用されることがある．また，プロセスの評価を行うのに，緩和ケアチームが自己評価や相互評価を行うことも有効な可能性がある[16]．

表2-A-1　コンサルテーションのエチケット

1. **コンサルタントとしての自覚をもつ**
   コンサルテーションの焦点はもちろん患者とその家族にあてるのですが，あなたは指導医として，そして主治医チームのコンサルタントとしての責任を果たす必要があります．

2. **簡単に連絡を取れるようにしておく**
   依頼者が簡単に連絡が取れるようにしておきましょう．連絡を取ることができなければ，依頼者はコンサルテーション自体を延期する可能性があります．

3. **依頼に迅速に対応する**
   患者の診察依頼を受けたら数時間以内に依頼を確かに受け取ったということを連絡しましょう．また，その日のうちに，最低でも24時間以内に診察をして，最初の助言を行いましょう．

4. **事前に依頼者（コンサルティ）に連絡する**
   診察に行く前に依頼者に対して，依頼を受け取ったことを伝え，依頼の目的を明確にするために連絡をしましょう．カルテの記載がどうであれ，依頼者からの直接の情報にまさるものはありません．あなたがコンサルテーションの経験が十分で，かつよく依頼を受けている人からの依頼であればこのステップをとばしてもかまいません．しかし，情報の行き違いが起こる可能性はより高くなります．
   特に緩和ケアコンサルテーションの場合，このステップは重要な意味をもちます．あなたに患者のことを話すことを通して，依頼者は心理的な支援を受けることが可能になります．静かに，かつ積極的に傾聴しましょう．依頼者の根底にある苦悩を受け止めましょう．

5. **職位と職種に留意する**
   電話する人の職位（緩和ケアチーム側）は依頼者と同じか高い人にするとよいでしょう．厳密に言えば，指導医は指導医＋他のどのような人にも可能，レジデントはレジデント＋学生＋他のスタッフにはよいが指導医にはだめ，ナースはナース＋医師以外のスタッフ，のようになります．
   地位や立場というのはとらえどころのないものです．看護師や他のスタッフの中には地位を重要視し，指導医に関わってもらいたがる人たちもいますがそれは人によってまちまちで，まったく気にしない人たちもいます．例えば，指導医の中には学生が電話をしてもまったく気にとめず正当な対応をする人も存在するのです．ともあれ，依頼者がどんな人かわからないときはこのルールに従うほうが無難です．

6. **依頼目的を明確にする**
   コンサルティがどんな質問に回答してもらいたいと思っているかをはっきりさせましょう．依頼者が退院支援について尋ねているときに症状コントロールばかりに焦点を当てていてはなりません．また，『してほしくないこと』がある場合，それをはっきりさせておきましょう．よくみられるケースの代表的なものは，『ホスピス』『死』という言葉を少なくとも初回は使ってほしくないというものです．また，患者家族の気質や雰囲気をつかみ，チームのうち誰がキーパーソンとして一番適しているのか，チームのうち誰がコンタクトを取るのがよいかを決めるのが望ましいでしょう．

7. **依頼内容に対応する**
   依頼内容への対応は，コンサルテーションの内容によってカルテを見ること，検査データや画像所見を見ること，患者と家族にインタビューをすること，そして面談することを意味します．

8. **コンサルティに見立てを伝える**
   カルテを書く前にコンサルティに連絡を取り，あなたの見立てと助言を伝えましょう．あなたが経験が十分でかつよく依頼がある人からのコンサルテーションであればこのステップをとばしてもかまいません．このプロセスの重要なもう1つの役割は，難しい症例のマネジメントを行っているコンサルティに共感し，心理的支援を行うことにあります．
   地位と職位のことを思い出しなさい．これは最初のコンタクトのとき以上に配慮が必要になります．コンサルタントが依頼した医師に声をかけ，患者や推奨について話すことは，依頼した医師に対して敬意を示すことになります．

9. **病棟チームと推奨について話し合う**
   患者に関わる医師，レジデント，看護師，MSW，チャプレンなどのスタッフを呼んで，あなたの見立てと推奨について話し合いましょう．このステップはコンサルテーションチームにとって重要な教育・啓発の場です．この際には，地位や職位のことに十分に配慮することを忘れないようにしましょう．

10. **緩和ケアチームの役割について話し合う**
    依頼した医師やチームは，患者家族のケアにあたって緩和ケアチームに何らかの役割を果たしてもらいたいと考えていることが多いです．依頼者の求めるものは，情報を提供すること，カウンセリング，症状の緩和，患者・家族に対するケアの肩代わりなどさまざまです．また，緩和ケアチームに純粋に推奨をする，というコンサルタントとしての役割を果たしてもらいたいと考える人たちもいます．

（文献4より，一部改変）

おわりに

　緩和ケアチームの活動は，心不全患者の good death and dying に役立つことは確信しているが，問題はこの領域で緩和ケア専門家がどれだけその力を発揮できるかにある．今後は，現在のがんを中心に活動している緩和ケア専門家が心不全診療をはじめとするがん以外の疾患の緩和ケアに関する能力をどれだけ獲得できるかにあるのかもしれない．特に医師については，その質の向上・担保のためにも，例えば緩和ケアチームの医師は，日本緩和医療学会緩和医療認定医を少なくとも取得すること，などの資格基準をもつ必要があるであろう．

〔木澤義之〕

文献

1) The National Institute for Health and Care Excellence：End of life care for adults.
   https://www.nice.org.uk/guidance/qs13
2) 坂下明大ほか：緩和ケアチームの基準2015年度版．
   https://ganjoho.jp/data/med_pro/liaison_council/p_care/2016/shiryo4/sanko02.pdf
3) 日本看護協会認定部：日本看護協会の資格認定制度について，2017年7月．
   http://nintei.nurse.or.jp/nursing/wp-content/uploads/2017/09/CN_map201707.pdf
4) von Gunten CF, Ferris FD, Portenoy RK, Glajchen M, eds. CAPCManual：Consultation Etiquette How to Establish a Palliative Care Program. New York, NY：Center to Advance Palliative Care, 2001.
   http://noneedlesspain.org/wp-content/uploads/2014/10/consultation-etiquette.pdf
5) Chang VT et al：Validation of the Edmonton Symptom Assessment Scale. Cancer. 2000；88(9)：2164-71.
6) Hearn J et al：Development and validation of a core outcome measure for palliative care：the palliative care outcome scale. Palliative Care Core Audit Project Advisory Group. Qual Health Care. 1999；8(4)：219-27.
7) Inouye SK et al：Clarifying confusion：the confusion assessment method. A new method for detection of delirium. Ann Intern Med. 1990；113(12)：941-8.
8) Spitzer RL et al：Validation and utility of a self-report version of PRIME-MD：the PHQ primary care study. Primary Care Evaluation of Mental Disorders. Patient Health Questionnaire. JAMA. 1999；282(18)：1737-44.
9) Kroenke K et al：The PHQ-9：validity of a brief depression severity measure. J Gen Intern Med. 2001；16(9)：606-13.
10) Levy WC et al：The Seattle Heart Failure Model：prediction of survival in heart failure. Circulation. 2006；113(11)：1424-33.
11) Fonarow GC et al：Risk stratification for in-hospital mortality in acutely decompensated heart failure：classification and regression tree analysis. JAMA. 2005；293(5)：572-80.
12) Lawton MP et al：Assessment of older people：self-maintaining and instrumental activities of daily living. Gerontologist. 1969；9(3)：179-86.
13) 田村恵子ほか編著：看護に活かすスピリチュアルケアの手引き．第2版，青海社，2017．
14) Mayfield D et al：The CAGE questionnaire：validation of a new alcoholism screening instrument. Am J Psychiatry. 1974；131(10)：1121-3.
15) Bush B et al：Screening for alcohol abuse using the CAGE questionnaire. Am J Med. 1987；82(2)：231-5.
16) 加藤雅志：緩和ケアチーム セルフチェックプログラム等の緩和ケアの質の向上を目指した取り組みについて．
    https://ganjoho.jp/data/med_pro/liaison_council/p_care/2016/shiryo4/02_02.pdf

B 心不全の緩和ケアを実践するチームを作る場合の留意点

　本項では心不全の緩和ケアを実践するチームを作る際の留意点について総論を述べる．実際に立ち上げ活動しているチームにおける工夫，問題点などの各論については4章で取り上げるため，同章と合わせ読むことで自施設での取り組みにつなげて頂きたい．

1 ― 心不全の緩和ケアにおける多職種チームの必要性

　緩和ケアとは生命を脅かす疾患による問題に直面している患者とその家族に対して，痛みやその他の身体的問題，心理的問題，スピリチュアルな問題を早期に発見し，的確なアセスメントと対処を行うことによって，苦しみを予防し，和らげることで，QOLを改善するアプローチ（図1-B-3参照）[1,2]である．
　呼吸苦や倦怠感などの身体的苦痛，不安やうつなどの精神心理的苦痛，活動制限に伴う離職の際に抱える社会的苦痛，疾病に伴いできないことが増えてくる喪失体験から生じるスピリチュアルペインなど心不全に罹患した患者の抱える苦痛はさまざまであり，適切なアプローチは異なる．患者にとって適切な医療を提供するために生存を重視するアプローチも存在しうるが，多面的介入を可能とする緩和ケアは大きな役割を果たす（図2-B-1）[3]．
　多面的介入を実践するに際し，医師，看護師のみでは質，量ともに対応，維持することは困難であり，多職種チームでの介入が望ましい．

2 ― 心不全の緩和ケアを提供する多職種チームモデル

　心不全の緩和ケアに多職種チームでの介入が望ましいことは疑いないが，どのような多職種チームが望ましいか考える上で多職種チームモデルについて整理する．
　多職種チームの形式はmultidisciplinary team model：多専門職チームモデル，interdisciplinary team model：相互関係チームモデル，transdisciplinary team model：相互乗り入れチームモデルの3つが存在する（図2-B-2）[4]．
　多専門職チームモデルは医師を中心としたチームであることが多く，急を要する場合（救急医療など）や多職種の介入を要する先進医療（補助人工心臓や経カテーテル的大動脈弁植え込み術）などの際に高い専門性と即時性から非常に有用である．
　相互関係チームモデルは患者の状態に合わせて，あらかじめ決められた医療者の個々の役割，機能に応じた仕事を割り振り対応するチームモデルであり，職種間でカンファレンスなどを通して定期的な意思疎通が行われる．栄養サポートチーム nutrition support team（NST），

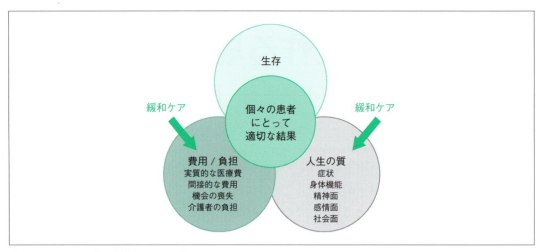

図2-B-1　心不全の緩和ケアの目的
(Allen LA et al：Decision making in advanced heart failure：a scientific statement from the American Heart Association. Circulation. 2012；125(15)：1928-52. より改変)

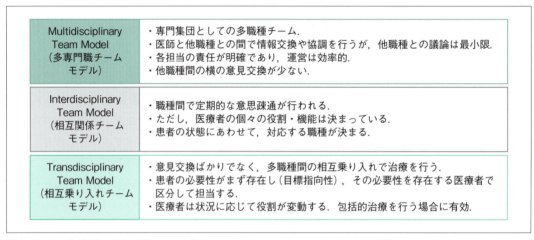

図2-B-2　多職種チームの3つのモデル
(Three common "Models of Team Practice" are identified by Services for Australian Rural and Remote Allied Health. より改変)

感染制御チーム infection control team（ICT）などが代表例である．

　相互乗り入れチームモデルは患者の必要性がまず存在し（目標指向性），その必要性を医療者で区分して担当するモデルであり，意見交換ばかりでなく，多職種間の相互乗り入れで治療を行う．医療者は状況に応じて役割が変動し，包括的治療を行う場合に有効とされる．

　心不全の緩和ケア実践においては，緩和ケアの対象が患者によって多様であり，介入（緩和）すべき対象が患者ごとに異なり，さらに心不全の経過中にも病状の変遷とともに変化する．

　また，治療と並行した緩和ケアの実践のためには，意思決定支援が非常に重要な要素であるが，意思決定を支える職種は医師，看護師，理学療法士，心理士など患者との信頼関係や場面によってさまざまであり，各職種の情報を統合し介入に生かすためにも相互乗り入れチームモデルを意識することが適当である．

3 ― チーム医療を推進するための考え方

わが国でも平成23年（2011年）厚生労働省のワーキンググループからチーム医療推進のための基本的な考え方が示されている[5]．

その中で，チーム医療を推進する目的は，専門職種の積極的な活用，多職種間協働を図ることなどにより医療の質を高めるとともに，効率的な医療サービスを提供することにあり，医療の質的な改善を図るためには，①コミュニケーション，②情報の共有化，③チームマネジメントの3つの視点が重要であり，効率的な医療サービスを提供するためには，①情報の共有，②業務の標準化が必要である，とされている．

さらに，チームアプローチの質を向上するためには，互いに他の職種を尊重し，明確な目標に向かってそれぞれの見地から評価を行い，専門的技術を効率よく提供することが重要であり，そのためには，カンファレンスが単なる情報交換の場ではなく議論・調整の場であることを認識することが重要であると述べられている（チーム内の合意形成やそのためのアプローチ，倫理的問題への解決法については本書3章の中で取り上げているので参照頂きたい）．

また，チームアプローチを実践するためには，さまざまな業務について特定の職種に実施を限定するのではなく，関係する複数の職種が共有する業務も多く存在することを認識し，患者の状態や医療提供体制などに応じて臨機応変に対応することが重要であるとされており，前述の相互乗り入れチームモデルが想起される．

4 ― 慢性心不全を対象とする緩和ケアチームの主体[6]

慢性心不全を対象とする緩和ケアチームのモデルは2通りあると考えられている．
①循環器科が主体となるケア．緩和ケア専門家は必要時のコンサルトを担当

多職種間教育が成功の鍵となる．心不全専門職へのトレーニングプログラムに緩和ケアの原則を含み，緩和ケア専門職へのプログラムにも心不全のケアを含む必要がある．
②緩和ケア専門家が主体となるケア．心不全専門家が治療に問題がある場合のコンサルタントを担当

心不全プロトコルやガイドラインを利用し，在宅では看護師や訓練された看護助手が患者の基本的なケアを提供し，家族の支援やレスパイトケアを行う．

①，②のどちらが正しいというものではなく，本書を上梓する段階では，わが国において心不全の緩和ケア提供体制は未整備であり，循環器専門病院などでは前者を，がん診療連携拠点病院では後者をというように病院の人的資源，地域の医療資源に合わせて検討するべきものと考えられる．いずれにしても，循環器医などの心不全に習熟した医療者と緩和ケアに習熟した医療者の双方の連携が取れることが望ましい．

5 ― 心不全の緩和ケアを実践するチームを作る場合の留意点

　以上，チームを作る場合の留置点について取り上げ，概説した．

　全人的苦痛への介入は多職種チームで行うことが望ましいこと，相互乗り入れチームモデルを念頭に，足りないものを補い合うように工夫しながら活動すること，人的資源，現場のニーズに合わせてチーム構成を考えればよいこと，循環器医と緩和ケア医の連携が望ましいことについて述べた．

　心不全は強心薬や利尿薬等の使用で症状が改善することがあり，β遮断薬やアンジオテンシン変換酵素阻害薬 angiotensin-converting enzyme inhibitor（ACEI）の使用で寿命の延伸や運動能力の向上が期待されることもある．治療は身体的苦痛だけでなく，精神心理的苦痛，社会的苦痛，スピリチュアルペインまで良好な影響を及ぼす可能性があり，通常治療と緩和ケアの境界を明確にすることは困難である．そのような曖昧さを内包しながら死を意識し，全人的苦痛へ介入する緩和ケアを提供するチームであることを認識し活動することが最も重要であるのかもしれない．

〔大石醒悟〕

文献

1) WHO：緩和ケアの定義（2002）.
   http://www.who.int/cancer/palliative/definition/en/
2) Richmond C：Dame Cicely Saunders. BMJ. 2005；33：238.
3) Allen LA et al：Decision making in advanced heart failure：a scientific statement from the American Heart Association. Circulation. 2012；125（15）：1928-52.
4) Three common "Models of Team Practice" are identified by Services for Australian Rural and Remote Allied Health.
   https://www.sarrah.org.au/content/team-practice
5) チーム医療推進のための基本的な考え方と実践的事例集：平成23年6月チーム医療推進方策検討ワーキンググループ（チーム医療推進会議）．
   http://www.mhlw.go.jp/stf/shingi/2r9852000001ehf7-att/2r9852000001ehgo.pdf
6) Jaarsma T et al：Palliative care in heart failure：a position statement from the palliative care workshop of the Heart Failure Association of the European Society of Cardiology. Eur J Heart Fail. 2009；11（5）：433-43.

C 心不全の緩和ケアにおける循環器内科医の役割とは

2017年10月31日，日本循環器学会および日本心不全学会から一般向けに心不全の定義が追加された[1]．その定義とは，『心不全とは，心臓が悪いために，息切れやむくみが起こり，だんだん悪くなり，生命を縮める病気です．』というもので，息切れやむくみが起きる症候群として扱われてきた心不全に関して，"だんだん悪くなる"と進行性の経過をたどること，"生命を縮める"と予後を短くする疾患であることが明記された．

同時期に厚生労働省も"脳卒中，心臓病その他の循環器病に係る診療提供体制の在り方について"の報告の中で心不全の臨床経過のイメージ（**図2-C-1**）を提示し，緩和ケアを治療抵抗期に入るより前に治療と並行して提供するものであるとしている[2]．

本項ではその中で心不全の緩和ケアに循環器内科医がどのように関わるか，治療医として，意思決定の支援者として，専門的緩和ケアへの紹介医としての役割を述べる．

1 ― 治療医としての役割

心不全診療において強心薬，利尿薬，血管拡張薬などの薬物療法，陽圧換気，酸素投与などの非薬物療法を含めたガイドラインに準ずる通常治療は症状緩和につながるため，心不全患者の診療に際しては，まず循環器内科医は心不全を改善するための方法論を検討する必要がある．この役割に関しては，緩和ケアを多職種によるtransdisciplinary team model：相互乗り入れチームモデルで語る場合においても，循環器内科医（もしくは心不全に習熟した内科医）の役割として期待される．

機械補助などの侵襲的治療，強心薬の持続静注，透析，輸血など，どの程度まで治療を強化していくべきかについても治療医として病態を把握し医学的判断をした上で倫理的判断を上乗せしていくことになるため，治療医としての判断は非常に重要である．

2 ― 意思決定支援における役割

心不全は突然死の場合を除けば，長期にわたる増悪・寛解を繰り返す経過をたどりながら人生の最終段階においては急激な経過をたどる[3]とされており，医療者も患者・家族も寛解の経過を期待し，人生の最終段階の準備ができず，病院では侵襲的な治療が上乗せされている現状がある．しかし，人生の最終段階に至っているかどうかの判断は心不全の場合には非常に困難であるため，進行した心不全患者には将来意思決定能力がなくなったときに備えて，あらかじめ自分が大切にしていること，治療や医療に関する意向，代理意思決定者，などについて専門

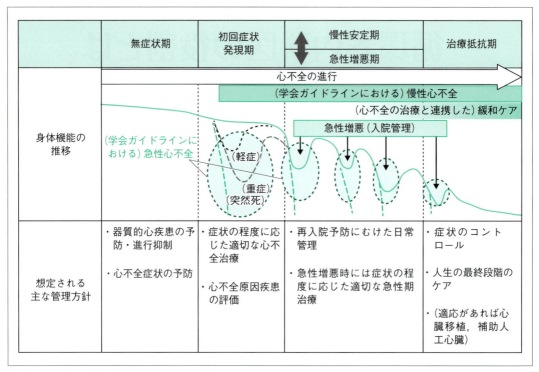

図2-C-1　心不全の臨床経過のイメージ

(脳卒中，心臓病その他の循環器病に係る診療提供体制の在り方について
http://www.mhlw.go.jp/file/05-Shingikai-10901000-Kenkoukyoku-Soumuka/0000173149.pdfより引用)

職者と話し合うプロセスである．アドバンス・ケア・プランニング advance care planning (ACP)が有用とされる[4]（**図2-C-2**）．意思決定支援は看護師を含む多職種で行い，その結果を本人・家族（代理意思決定者），地域の医療者・介護者とも共有することが望ましいが，意思は病状に合わせて変わりうるものであることを知り，支える必要がある．循環器内科医の役割としては，病状，増悪・寛解をたどる経過が予測されることを説明することにある．冒頭の心不全の定義は予後を踏まえた説明を開始する上で非常に有用であるかもしれない．

治療における循環器内科医の役割について**図2-C-3**の左段にまとめる[5]．

心不全と診断された場合に，患者の評価，予後予測と説明，治療選択，増悪因子への介入，身体機能とQOLの低下に伴う観察強化を従来の治療として行い，並行して基本的緩和ケアを行っていく．

正確な予後予測は困難であるが，経過の説明は可能であり，基本的緩和ケアよりもむしろ従来の治療に含まれる要素である．

3 ─ 基本的緩和ケアの提供者としての役割（図2-C-3）[5]

心不全の緩和ケアは治療を継続しながら提供していくものであり，疼痛，その他の症状の治療，医学的決定とACPの支援，感情的苦痛と患者・家族の負担の評価と軽減，患者のケア

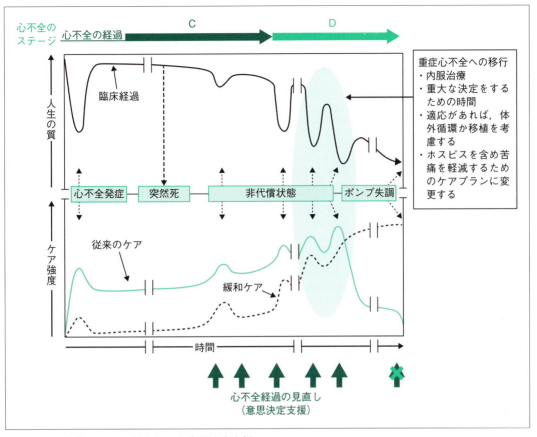

図2-C-2 経過における緩和ケアと意思決定支援
(Allen LA et al：Decision making in advanced heart failure：a scientific statement from the American Heart Association：Circulation. 2012；125(15)：1928-52. より改変)

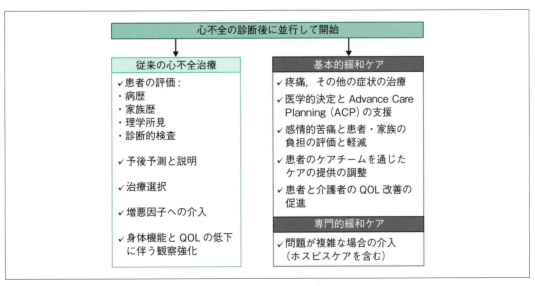

図2-C-3 心不全診療における治療と緩和ケアの位置づけ
(Kavalieratos D et al：Palliative Care in Heart Failure：Rationale, Evidence, and Future Priorities. J Am Coll Cardiol. 2017；70(15)：1919-30. より改変)

表2-C-1 心不全患者と家族への基本的緩和ケアと専門的緩和ケアの関わり

	領域	基本的緩和ケア	専門的緩和ケアへの紹介のタイミング
症状管理	息切れ	・鬱血をとるための最大限の心不全治療	・基本的緩和ケア介入に抵抗性の息切れ
	疼痛	・狭心痛に対する最大限の薬物治療と適正な活動量の推奨 ・体性痛に対するアセトアミノフェンや単剤オピオイド治療 ・筋骨格筋痛に対する理学療法への紹介	・基本的緩和ケア介入に不応性の疼痛 ・神経障害性疼痛
	抑うつ気分	・心理療法への紹介や抗うつ薬の開始による気分の落ち込みの治療	・医学的管理を要する何もできないほどの絶望と不快感増大のような大うつ症状
	不安	・リラクゼーション療法や心理療法を目的とした心理士への紹介や抗不安薬の開始による中程度不安の治療	・患者が日常生活をおくれなくなるほどの不安やパニックの症状
	嘔気	・心不全治療の適正化 ・単剤の制吐薬追加を考慮	・基本的緩和ケア介入にも関わらず症状が持続
	倦怠感	・最大限の心不全治療 ・心臓リハビリテーションへの紹介 ・不眠の評価と治療 ・睡眠時呼吸障害の評価	・基本的緩和ケア介入にも関わらず症状が持続 ・心臓リハビリテーションに参加できない ・倦怠感への専門的薬物的介入
	不眠	・睡眠衛生の教育 ・心理療法とリラクゼーション療法による中等度不安の治療	・基本的緩和ケア介入に抵抗性 ・不眠や不安への薬物治療と睡眠衛生に関するさらなる教育
コミュニケーション	Code statusについての議論	・心肺蘇生時の希望と蘇生後の予後に関する認識の確認	・疾病や心肺蘇生後の予後に関する認識を言語化できない
	Advance care planning	・患者の希望とそれを支援する代理意思決定者の決定	・疾病と予後に関する認識を言語化できない ・人生の最終段階における患者の選択について患者、家族の間で意見に相違がある ・代理意思決定者が決まらない場合や患者が選択できない場合
	延命治療の中止の議論	・治療をする場合、しない場合の患者の予後について理解していることを患者と代理意思決定者で患者の価値観に基づきはっきりと言語化する。	・患者と代理意思決定者が予後に関する認識をはっきりと言語化できない ・患者の価値観に最も合う治療について患者と代理意思決定者の間で相違(対立)がある ・代理意思決定者が患者の価値観について深く考えない
	自殺幇助希望	・専門的緩和ケアへの紹介や倫理コンサルト	・複雑な要望を聴取し、他の選択肢を探る
心理社会的支援	患者支援	・傾聴 ・心不全チームのソーシャルワーカーへの紹介	・心不全チームのソーシャルワーカーの専門性を超えている場合、特に人生の最終段階に関する問題
	介護者支援	・傾聴 ・心不全チームのソーシャルワーカーへの紹介	・心不全チームのソーシャルワーカーの専門性を超えている場合、特に介護者がニーズを抱える場合や患者と介護者が対立を抱える場合
ケアの調整		・患者をケアする他職種との調整 ・家庭での支援がよい場合や複雑な医学的・社会的ニーズがない場合のホームホスピスへの紹介	・複雑な医学的治療が必要な場合(例:在宅での強心薬使用)のホスピスや在宅ケアへの紹介

(Gelfman LP et al：Primary palliative care for heart failure：what is it? How do we implement it? Heart Fail Rev. 2017；22 (5)：611-20. より訳)

チームを通じたケアの提供の調整，患者と介護者のQOL改善の促進を多職種で連携しながら提供することは基本的緩和ケアであり，循環器内科医のなすべき役割の1つである．

4 ─ 専門的緩和ケア（本書で扱う緩和ケアチーム）への紹介医としての役割（表2-C-1）[6]

　基本的緩和ケアは循環器内科診療の中で行われることが望ましく，その内容は症状管理のみならず，コミュニケーション，社会心理的支援，ケアの調整まで多岐にわたる．しかし，実際には対応困難なことも多く，そのような場合には，緩和ケア医などからなる専門的緩和ケアチームの介入が望ましい．

　対応を依頼する内容は，通常治療に抵抗性の症状，コミュニケーションに難渋する場合，社会心理的支援やケアの調整に難渋する場合などとなる．

　専門的緩和ケアチームを活かすことで，心不全患者の全人的苦痛への介入の質は向上するものと推察されるため，循環器内科医は紹介のタイミングを意識することが役割の1つとなる．

　以上，心不全の緩和ケアにおいて循環器内科医の果たすべき役割について述べた．

　循環器内科医の果たすべき役割は多岐にわたる．しかし，一般的には治療医としての役割以外に関しては十分に果たせていないのが実情である．今後，心不全診療に関わる循環器内科医，および内科医には本項で取り上げた内容について共有できるよう，教育の充実を図ることが急務であると考えられる．

〔大石醒悟〕

文献

1) 一般社団法人日本循環器学会／一般社団法人日本心不全学会：心不全の定義．2017年10月31日発表．
http://www.j-circ.or.jp/five_year/teigi_qa.pdf
2) 脳卒中，心臓病その他の循環器病に係る診療提供体制の在り方に関する検討会：心不全の臨床経過のイメージ．脳卒中，心臓病その他の循環器病に係る診療提供体制の在り方について．
http://www.mhlw.go.jp/file/05-Shingikai-10901000-Kenkoukyoku-Soumuka/0000173149.pdf
3) Lynn J et al：Living Well At The End Of Life. Adapting Health Care To Serious Chronic Illnesses In Old Age. RAND document WP-137, 2003.
4) Allen LA et al：Decision making in advanced heart failure：a scientific statement from the American Heart Association. Circulation. 2012；125(15)：1928-52.
5) Kavalieratos D et al：Palliative Care in Heart Failure：Rationale, Evidence, and Future Priorities. J Am Coll Cardiol. 2017；70(15)：1919-30.
6) Gelfman LP et al：Primary palliative care for heart failure：what is it? How do we implement it? Heart Fail Rev. 2017；22(5)：611-20.

D 緩和ケア医の役割

「心不全緩和ケアチームに緩和ケア医は必要なのか？」
　この問いについて考え，心不全緩和ケアを実践する各施設での取り組みに活用していただきたいというのが本項の目的である．最初に筆者自身の考えを述べてしまうと，「心不全緩和ケアチームに緩和ケア医が関わり機能することで，チーム活動の幅が大きく広がるだろう」と考えている．本項では冒頭の問いを考えるにあたり，もしかすると読者にとって直接会ったことがないかもしれない，緩和ケア医の実態を紹介し，施設の実情に合ったやり方を提案していきたい．

1 ― 緩和ケアの認定医・専門医制度

　緩和ケアの専門医は，日本緩和医療学会が緩和医療専門医としている．2017年4月1日時点で178人の専門医が認定されている．また，専門医制度を策定する過程で暫定的に設置された緩和医療暫定指導医は544人が認定されている．暫定指導医は10年間の暫定的処置であり，2008年度から3年間の募集期間であったため，今後は順次失効していく予定である．また，2017年度より緩和医療の専門的知識・技術に基づく臨床実践を行っている医師への認定資格として，緩和医療認定医が新設された．2017年10月時点で，緩和ケアチームの担当医師としての活動において，緩和医療認定医・専門医資格は必須ではない．
　認定研修施設における緩和医療専門医の申請要件は**表2-D-1**の通りである．緩和医療専門医として求められる，臨床・教育・研究において幅広い実践と経験を求められる．その他，研

表2-D-1　緩和医療専門医の申請要件

【A．認定研修施設における研修期間が2年以上の場合】
1）日本国の医師免許を有する者
2）5年以上の緩和医療の臨床経験を有する者または「がんプロフェッショナル養成プラン緩和医療専門医コース」を修了した者
3）本学会が認定する認定研修施設において2年以上の緩和医療の臨床研修を修了した者*
4）下記①〜②の条件を満たし，自ら緩和医療を担当した20例の症例報告を提出すること*
　①10例以上は認定研修施設の症例であること
　②20例のうち，「身体症状（痛み）」「身体症状（痛み以外）」「精神症状」「せん妄」「終末期の鎮静」「社会的な関わり」「スピリチュアルな関わり」を中心とした症例が1例ずつ以上あること
5）緩和医療に関する教育歴を2件以上有すること
6）緩和医療に関する筆頭の原著論文または症例報告，かつ学会発表の業績を有すること
7）本学会認定の講習会を1回以上受講していること
8）申請時点で2年以上継続して本学会員であり，当該年度の会費を納めていること

*申請年より遡って5年以内（2017年度に申請する場合は2012年1月1日以降）のものとする．

| D 緩和ケア医の役割

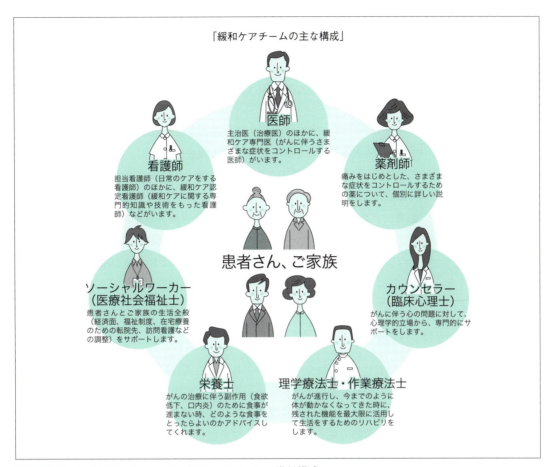

図2-D-1 がん緩和ケアにおける緩和ケアチームの職種構成
(http://www.kanwacare.net/kanwacare/point03.php より許諾を得て転載)

修指定病院以外で経験を積む研修者を対象とした施設外研修制度もあるが，本項では割愛する．今後，各診療領域の専門医制度の整備に合わせ，緩和ケア領域の専門医・認定医制度は，指導者の育成も含めてより整備されていくであろう．

2 ― 緩和ケアチームにおける緩和ケア医の役割

最初に，がん診療を中心とした緩和ケアチームにおける緩和ケア医の役割について述べる．がん診療における緩和ケアチームは，患者の全人的苦痛を緩和するために必要とされるさまざまな職種（図2-D-1）で構成される．緩和ケアチーム活動に対する加算として，緩和ケア診療加算を算定することが可能であるが，算定要件を満たしたチームを申請しなければならない．一般的には緩和ケア診療加算の算定可否に依らず，医療ソーシャルワーカーやリハビリセラピスト，さらには心理士や管理栄養士といったさまざまな職種が加わり，それぞれの強みを活かして参加している施設も多い．緩和ケアチームの緩和ケア医は，身体症状もしくは精神症状の緩和を診療として担当しながら，チームの専従医師として管理や運営に携わることが一般的で

ある．これらの職種の中で，あえて最も重要なメンバーを選ぶとするなら，私は迷わず看護師であると考える．緩和ケア認定看護師を代表とした，専門的な研修を終了した看護師がいかにやりがいをもち，連携のハブとなって機能できるかが何より重要である．これは私自身が心不全の緩和ケアチームにおける，慢性心不全看護の認定看護師に期待したい役割とも一致している．

緩和ケアチームの診療は主にコンサルテーションに答えるというものであり，プライマリチーム（主治医，病棟担当スタッフなど）が必要とする支援を明確にし，緩和ケアチームとしてできることを提案しながら，患者と家族のケアの質向上に貢献することが主な役割となる．

身体症状/精神症状担当医師の役割は，それぞれの役割は身体症状/精神症状の病態を正しくアセスメントし，患者・家族のQOLを最大限に改善できる対処方法を提示することである．また，双方に共通する役割として，緩和ケアチームの介入効果を定期的に評価することや，プライマリチームを含めた関係スタッフに対する支援が含まれる．これらは心不全緩和ケアチームにおいても，大まかには同様の役割を期待されると考える．

緩和ケアチームが介入すべき，専門性の高い対応としては以下のようなものが例示される．

a. 緩和的鎮静の妥当性の判断

妥当な対応を行っていても，十分な症状緩和が困難である場合，症状緩和を目的とした鎮静を考慮する必要がある．しかし，鎮静を症状緩和の手段として選んだ場合には，会話ができなくなるといった影響や鎮静を選択した患者や医療スタッフの葛藤が大きくなるといったことが生じる．そのため，緩和的鎮静の妥当性について，慎重に判断する必要があり，緩和ケアの専門家としての意見を述べることが求められる．

b. 困難なコミュニケーションへの対処

診断や予後を伝えるといった，日常診療の中でも難しさのあるコミュニケーションに対応する必要がある．また，非常に強い悲嘆や，怒りといった感情への対処も緩和ケアチームの専門性の高い対応である．

c. 倫理的葛藤への対処

緩和ケア領域では，一般化される正解のない問題への対応がしばしば要求される．具体的には，「本人の意向と家族の意向が大きくかけ離れているが，どのように医療的な支援を行うとよいか？」といったことや，「本人・家族も含め，点滴を含め一切の治療を望んでない状況で，医学的には予後を改善する余地のある治療を行わないことは倫理的に許容されるか？」といったような課題である．心不全領域においては，植込型除細動器 implantable cardioverter defibrillator（ICD）の停止をするかどうか？ といったことや，補助人工心臓 ventricular assist device（VAD）を挿入することが妥当か？ といった治療の差し控えも含めた議論が関連深い領域である．これらは心不全診療の発展とともに，ますます重要となると考える．

| D 緩和ケア医の役割 |

3─心不全緩和ケアにおける緩和ケア医の強み

　緩和ケア医の強みとしては先に述べた，コミュニケーションスキル，倫理的葛藤を抱きやすい状況への耐性，緩和的鎮静に対する法的・歴史的背景の知識があげられる．コミュニケーションスキルについては，がん診療でよく遭遇するがんの診断，再発の告知や，化学療法の中断という場面に対処する中で培われていることが多い．もちろん，緩和ケア医が関われば，すべて解決するような単純な話ではない．しかしながら，答えのない状況や，関係者がそれぞれ倫理的葛藤を抱く状況に置かれることが多く，場慣れしているという意味では，チームに1人くらいそういったメンバーが必要と思うのも事実である．

4─心不全緩和ケアにおける緩和ケア医の弱み

　緩和ケアを専門とする医師はさまざまな基本領域でトレーニングを経て，緩和ケアを実践している医師が多い．例をあげると，外科医のように自身のがん診療の経験を基に緩和ケアを実践している場合や，ペインクリニシャンとしてのスキルを活かした緩和ケアを提供する麻酔科医といった形である．最近ではプライマリ・ケアに近い形での緩和ケアを提供する，総合診療医や家庭医も増えてきた．これらの多様なバックグランドをもった緩和ケア医は，チームの多様性に貢献し，チームの対応の幅を広げるという意味でのメリットも大きい．一方，循環器内科を専門としていて，緩和ケアをサブスペシャリティとして取り組みたいという医師は，私の周りには存在するが，決して一般的ではないだろう．そのため，緩和ケア医にとって，循環器診療を基盤の知識として有する形での緩和ケアを提供するということは，なかなかハードルが高いと思われる．

　その他に緩和ケア医の弱点として，緩和ケア医自体の少なさがあげられる．多くの緩和ケア医はがん診療連携拠点病院や，自身の在宅クリニックなどで既存の業務のみでも多忙であることが多い．加えて，大半の緩和ケア医は医師1人体制でなんとかやっている．そのような中，心不全緩和ケアに大々的に関わる余裕があるという緩和ケア医は非常に少ないであろう．

　上記を鑑みると，心不全緩和ケアチームを緩和ケア医が参加する形で活動していくためには，緩和ケア医の状況を踏まえた運用を検討する必要がある．

5─理想の緩和ケア医の動き

　ここまで述べてきたように，緩和ケア医の参加は心不全緩和ケアチーム活動をより良いものにできる可能性がある．一方，「とにかく緩和ケア医の参加を！」と求められると苦しい実情もあるのが正直なところである．そういった意味で緩和ケア医の立場からみた，心不全緩和ケアへの参加を3つのステップで進めることを提案する．

1）自施設の緩和ケア医が，どの程度心不全緩和ケアに力を割けるか確認する

　緩和ケア医の既存の業務内容や，置かれた状況を共有し，どれだけの時間と労力を心不全緩

和ケアチームに割くことが現実的に可能かを共有する．最初は小さくスタートできる規模での活動を提案することが，多くの緩和ケア医にとって受け入れやすいだろう．その中で，3か月程度で達成できそうな小さな目標をともに作り，短期的な目標と長期的に実現したいことを共有するとよい．

2) 緩和ケア医の役割をすり合わせる

心不全患者は多い．そのため，どういったケースや対応に緩和ケア医が直接対応することが望ましいかを共有する．特に先に述べたような複雑なケースや，専門性の高い対応については，緩和ケア医とともに取り組めると理想的である．実は緩和ケア医のスタンスもさまざまである．関わる患者の全人的苦痛全体に，緩和ケア医として（できれば主治医のレベル感で）関わりたいと思うものもいれば，あくまでもコンサルタントとして依頼を受けたことのみについて関わるというスタンスの緩和ケア医もいる．これはどちらが良いといったものではなく，緩和ケア医の置かれた状況，これまでの経験，他の診療科との関係といったさまざまな要因を基に定まったものである可能性が高い．そのため，慣れないうちはチームのメンバーが互いの診療のスタイルや，連携の取り方を構築する上でもともにベッドサイドで診療する時間をもち，互いのスタイルを把握することにも力を注ぐとよい．

3) 定期的に運用を見直しながら，チームの歴史を深める

緩和ケア医が参加するようになり，ある程度活動が安定してきたら，短期的な目標に対しての評価や業務改善に取り組む．それまでの活動内容や，メンバーのスキルに合わせて，緩和ケア医の役割を見直していくとよい．私の尊敬する腫瘍内科医の言葉で「Show me your scars！（お前の傷を見せてみろ）」という格言がある．これは，本当に懸命にメンバーそれぞれが参加していると，対立が起きないほうがおかしく，そういった傷を作った歴史があって当たり前．それを乗り越えてきたチームこそ，本当に目標に一致団結したチームであるということを示唆した言葉である．ぜひ，緩和ケア医ともときには対立しながらも，それを乗り越えた本当の心不全緩和ケアチームを作り上げて欲しい．

6 ─ 施設に緩和ケア医がいない場合

緩和ケアに関連した専門資格を有する医師や，緩和ケアを業務の主体とするが自施設にいない場合もあると考える．その場合はどのようにすればよいのであろうか？ まず，各地域の緩和ケアに関連した医療資源を病院の地域連携部門などに問い合わせ，把握することから始めるとよいだろう．がん診療連携拠点病院や，訪問診療クリニックには少なくとも緩和ケアに関わる医師が活動している．地域の緩和ケア医の情報を確認したら，人づてに紹介してもらうのもよいし，緩和ケアに関する勉強会などに参加しきっかけを作るとよい．施設を超えた連携のあり方はさまざまな形があってよいため，まずはネットワーク作りの一歩を踏み出すことから始めるとよい．

これらのステップを踏みながら，進めていく中で，「気づくと心不全緩和ケアチームが軌道

に乗っていた」という状態を作り上げるのが理想ではないだろうか．心不全緩和ケアチームのような，部門と職種を超えた組織を立ち上げ，継続的に機能させていくのは大変なことである．多くの緩和ケア医は，がん診療分野において，この大変さを経験している場合が多い（それは必ずしも，緩和ケア医が参加することで上手くいく，という話ではないが…）．その経験も共有しつつ，循環器医側と緩和ケア医側ですり合わせを繰り返して欲しい．もちろん，医師のみでなく多職種を含めた心不全緩和ケアチームを立ち上げ機能させたいという思いや，互いの信頼の基盤が重要なことはいうまでもない．

おわりに

　以上，現状のがん診療を中心に活動している緩和ケア医の状況を共有した上で，緩和ケア医が心不全緩和ケアチームにどのように関わるのがよいかを述べた．私自身は緩和ケア医のスキルは，心不全緩和ケアチームの対応の幅を広げることに貢献できると強く信じている．一方で，どのような形で緩和ケア医が参加するのがよいかは，各施設の実情に合わせて検討されるべきであり，本項がわずかでも参考になれば幸いである．

〔柏木秀行〕

E 看護師の役割

　心不全のどの病期においても，看護師の関わりはとても重要である．末期においては特に，患者・家族の最もそばにいる医療者として，診療補助，看護ケア，意思決定支援，家族ケアと多面的に患者・家族を支援している．また，患者に多職種で協働し支援できるよう調整する役割も担っている．

　本項では，心不全の緩和ケア提供において主体的な役割を果たす病棟看護師の役割について述べ，さらに緩和ケアチームにおける看護師の役割について病棟リンクナースと緩和ケアチーム専任看護師を例に追記し，概説する（表2-E-1）．

1 ― 診療補助

a. 患者の状態を評価し，症状を緩和する

　まず，患者の病期，治療方針を把握する．患者の状態を評価し，患者が一番苦痛に感じていることは何かを知り，自分たちができることを考える．症状が強ければ，重要な意思決定はできないので，まず，症状を緩和できるよう，医師に患者の状態を情報提供し，症状緩和を図ることが必要である．

b. 安全・安楽に療養できるための支援

　症状を緩和するために，医師が指示する薬剤について，安全に投与できるよう，薬効・副作用を理解し投与する．症状緩和のためにオピオイドを使用する際には，麻薬の取り扱いに留意し，安全に確実に投与する．薬剤投与時は，患者・家族に説明を行い，投与前・後で症状が緩和したのか確認し，記録，報告を行う．症状の評価については，Visual Analogue Scale（VAS）やNumerical Rating Scale（NRS）など各施設で決められたものを使用し記録する．患者の言葉や行動時の表情なども記載すると伝わりやすく，評価がしやすくなる．

2 ― 看護ケア

　末期になると，患者は苦痛を抱え，療養生活を送る．身体的苦痛，精神心理的苦痛を緩和するためには非薬物療法がとても重要である．特に，看護ケアは，非薬物療法の中でも功を奏するものであり，具体的なものを取り上げる．

表2-E-1　心不全の緩和ケア提供において看護師の果たす役割

果たす役割	内容
① 診療補助	・苦痛を評価し，記録する 　＊患者の言葉や表情なども記載する ・医師に情報提供を行う ・薬剤を安全・確実に投与する
② 看護ケア	・患者の状態に合わせた療養環境，ケアを提供する ・患者が希望するリラクゼーションを取り入れる ・患者に寄り添い，思いを聴き，不安を緩和する ・患者の望みを聴き，実践可能か考える
③ 意思決定支援	・患者の背景・何を大切に生きてきたのかを知る ・患者が思いを表出できるよう支援する ・継続して意思決定支援を行う
④ 家族ケア	・家族の思い・意向を知り，患者・家族が決めたことを支援する ・家族の気がかり・疑問・不安に早期に対応する
⑤ 多職種協働の支援・調整	・関係している多職種に情報提供し，患者が必要としているケアを受けられるよう働きかける ・カンファレンス開催の調整を行う

a. 療養環境を整える

　暑さ，寒さは患者の症状と相関するときもある．患者が快適に過ごせるよう室温に配慮する．

　呼吸困難が強いときは，オーバーベッドテーブルや枕を利用し，安楽な体位を取れるようにすることも必要である．

　照明も，暗いほうが眠れる，暗いと不安が増す，など患者によりさまざまであり，患者の希望に合わせ調整する．

　また，症状による苦痛や病期の進行を感じ不安に思っていたり，入院し家族と離れることで寂しさも増しているため，家族や飼っているペットの写真を飾ったり，病室で家族と過ごす時間を作れるよう配慮する．なかなか来院ができない家族には，テレビ電話を利用したり，家族にビデオを撮ってきてもらうこともよいかもしれない．

b. 患者の症状に合わせてケアを調整し提供する

　清潔を保持することは患者の精神的な安らぎにもつながる．しかし，ケアをすることで患者に負荷を与えることもあるため，患者の状態を評価し，状態に応じ患者と相談しながら，ケアの内容を検討し行う．手浴や足浴など部分ケアを日々少しずつ行っていってもよい．

c. リラクゼーション

　音楽はストレスホルモンであるコルチゾールを減少させる．患者の好きな音楽をかけることで，ストレスを軽減しリラックスでき，精神心理的苦痛の緩和につながる．また，香りも直接大脳辺縁系に伝わりストレスを軽減するといわれている．患者の好きな香りを用い，芳香浴を行うこともリラックスにつながる．

マッサージも筋緊張をほぐし，副交感神経優位となることからリラックスをもたらす．

マッサージまでしなくとも，触れるだけでも患者の緊張がとけ，患者は安心する．手のひらセラピーは，家族や患者が安心できる人が行うとより効果的である．最期になると家族は患者に触れることも躊躇することがある．手を握ること，触れてよいことを伝え，患者が安心できるよう支援していく．

d. 患者に寄り添い思いを聴く

病室で1人過ごす患者は話す機会も少なくなっている．1人で悩み，考えていることも多い．症状があっても言えないこともある．心配事を言葉にできるよう，話をする機会をもつことが大切である．看護師は，毎日，患者のもとを訪れる．患者の表情や発する言葉を敏感にとらえ，思いを聴く場が必要と感じた場合は，ゆっくり話を聴ける体制を整え，再度，患者のもとを訪ねる．話を聴いてもらうだけで，患者は自分の存在を承認してもらっていると思い，安心することもある．

e. 患者が希望することを聴き，実践できないか検討する

心不全末期の患者は，退院できず病院で亡くなる可能性もあり，最期にしたいことはなかったのだろうかと病院スタッフにも後悔が残ることがある．患者は「退院できたら，家でしよう」と思い，したいことを先延ばしにすることもある．患者の希望を聴き，先延ばしにせず入院中から実践できることはないかを検討する．「退院したらできる」ということが患者の希望となっていることもあるが，実践可能な小さい目標を掲げ，叶ったら次の目標を決めるというように，患者と医療者が目標に向かい，ともに少しずつ前進できるよう支援していくことが望ましい．

3 ― 意思決定支援

a. 患者・家族のことを知り，意思決定を支援する

患者の苦痛は身体的苦痛だけではない（図1-B-3参照）．精神心理的苦痛，社会的苦痛，スピリチュアルな苦痛も感じている．そして，これらの苦痛は複雑に影響し合っている．全人的苦痛（トータルペイン）を緩和するためには，まず，患者の背景，環境，何を大切に生きてきたのか，自分の病気をどのようにとらえているのか，今後に対する思いなど，患者を知ることが大切である．信頼関係がまだ築けていない段階で思いを聴くことは難しいかもしれない．しかし，看護師は患者・家族の一番近くにいる医療者として「あなたのことを心配している．何かできることがないか」という思いを率直に伝えてみてもよいかもしれない．患者が思いを表出できるよう環境を整える．「思いを聴こう」と構えず，日頃のケアのときや普段の何気ない患者との会話の中で，ときに発する患者の本音を敏感にとらえる．また，聴いた思いに応えなければいけないと思わず，患者のそばに寄り添い，思いを承認するだけでもよい．まだ，自分の病気を理解できていないことや向き合えないこともあるかもしれない．そのときは，患者が

現状を受け止め，向き合えるよう，患者・家族が，わからないと思っていること，困っていること，悩んでいることがないかを聴き，病棟スタッフ，緩和ケアチームで共有し，早期に対応していく．

b. 意思決定は継続し支援していく

患者・家族の思いや意向は多職種で共有し，皆が同じ方向で支援していくが，今後については，すぐには決められないこともある．また，思いは変わるものでもある．入院中に決められなければ，外来スタッフや在宅スタッフに情報提供し，協働して支援する．医療者中心で考えるのではなく，患者・家族の背景も考慮し「待つ」ことも重要である．意思決定支援は継続し行っていくものである．退院前カンファレンスを活用し，入院中の経過やADL，退院後の注意点に加え，患者・家族の思いの変化，今後の意向，悩んでいるのであれば，その現状をそのまま伝え継続し支援してもらう．そして，その後の意思決定の経過も病院，在宅スタッフで共有できることが望ましい．病院から在宅スタッフには看護サマリーが送られるが，在宅スタッフからは病院にケアプランや訪問看護報告書が送られる．それらを活用することができれば，再入院があっても，また，在宅療養を継続するためにも病院・在宅スタッフが患者・家族の状況を把握し，患者・家族が望む最期を迎えるために協働し支援できると考える．

4 ― 家族ケア

心不全は予後予測が難しく，患者・家族は今後について話し合うこともなく最期を迎えてしまうことも多い．家族には入院のたびに，病状に加え，今後たどると思われる経過について説明する．そして，入退院を繰り返す時期になると，患者に死が近づいていることを認識し心の準備をしてもらうことも必要になる．看護師は，医師から家族へ病状の説明がある際には同席し，家族が，今後，患者にどのように過ごしてもらいたいか，どのように患者を支えていきたいと思っているのかを確認し，患者・家族の意向を支援していくことを伝える．患者と家族の意向に相違があることもある．患者は「家に帰りたい．最期は家で過ごしたい」と希望しても，家族は「自分たちの生活もあり介護できない」と言われることも多い．看護師は在宅で利用できるサービスについて，家族に情報提供し，患者と家族が話し合う機会をもっていただけるよう調整する．

心不全末期には，呼吸困難，倦怠感，疼痛，食欲低下，浮腫など，多くの症状が出現する．患者の苦痛が持続することは，介護者である家族の不安も強くなる．患者の症状緩和を行うことと，出現する可能性のある症状について説明しておくことは家族の不安の軽減にもつながる．

心不全の患者が最期にどのように変化していくのか，家族は想像もできない．今後，どのような経過をたどる可能性があるのか，また最終段階にはどのような変化があるのかを説明することも必要である．そして，家族が気がかりに感じていることはないかを聴き，家族の不安や疑問には早期に対応していく．

5 — 多職種協働の支援・調整

　看護師は多職種と情報を共有する機会が最も多い職種である．患者の状態・思いを把握し，患者に関わる多職種に情報提供を行う．

　また，病院では，緩和ケア，せん妄，栄養管理などの専門チームがあることが多く，必要時はチームに介入してもらえるよう依頼する．

　病棟看護師は，各チームに必要な情報を提供し，チームから得た助言を，主治医，病棟スタッフで共有できるよう働きかけ，患者が必要としているケアを適切に受けられるよう支援し，必要時は多職種カンファレンスを行えるよう調整することも看護師の役割である．

6 — 緩和ケアチームにおけるリンクナース・専任看護師の役割

a. リンクナースの役割

　リンクナースは，病棟看護師と緩和ケアチームをつなぐ役割を果たす．リンクナースの役割は病棟看護師が担っている施設もあり，そのような施設においてはリンクナースは必ずしも必要というわけではないが，リンクナースが自分が所属する病棟に入院している患者について，チームに相談したほうがいいと考えられる患者を抽出し，早期にチームに相談できるよう働きかけることで，患者の苦痛を早期に緩和できる可能性につながる．

　リンクナースは専門チームの回診につくことや会議に参加することで，チームから専門的な知識や技術を学ぶ．自分のキャリアアップになることはもちろん，学んだことを所属する病棟スタッフに浸透させることで病棟全体のスキルアップにもつながる．また，病棟で生じた問題点をリンクナースから専門チームに相談し，皆で解決することで病院全体のスキルアップにもつながるため，重要な役割を担っている．交替勤務をしている看護師は，リンクナース1人だけでは病棟内のことを把握することは難しい場合もある．病棟で，リンクナースを中心とし，緩和ケアの小グループを作ることも，患者が緩和ケアを受けるタイミングを逃すことなく受けられることや情報伝達などに，効果的である．

b. 専任看護師の役割

　緩和ケアチーム専任の看護師は，専門知識をもち，リンクナース・病棟スタッフの相談にのるとともに，チームの多職種に働きかけ，多職種で患者・家族，病棟スタッフを支援できるよう調整する役割があり，専門看護師や認定看護師（コラム参照）が望ましいかもしれない．日々，病棟スタッフと情報を共有し，患者・家族をケアする病棟スタッフが疲弊していれば，緩和ケアチームに投げかけ，対応策を具体的に提案し，病棟スタッフを支援できるよう調整する．

　患者・家族が最期を自宅で過ごしたいと希望した場合，地域との連携も重要となる．かかりつけ医や訪問看護師に，医療者の視点で情報提供し，病院で行われている治療の継続や症状緩

和のために在宅で使用される薬剤のことを聴き，病院スタッフに伝えることも必要になる．対外的な調整でもあるため専任看護師のほうが実践しやすいかもしれない．在宅療養に移行するための準備を整えるとともに，退院前カンファレンスの日程調整も行う．退院後は，患者・家族が安心して在宅療養を継続できるよう，在宅スタッフが困ったときの相談窓口となり，緩和ケアチームと在宅チームの架け橋となる役割も担うことが望ましい．

また，チームを客観的にとらえ，役割を十分に遂行できているのかを評価することも求められる．会議で改善すべき点を提案し，チームの質が向上するようチームメンバーに働きかけることも専任看護師の役割の1つであると考えられる．

おわりに

心不全末期患者への緩和ケアにおいて，看護師の役割は多岐にわたる．患者の状態を的確に評価し医師，緩和ケアチームに情報提供する．また，患者に直接ケアを提供するとともに，多職種との調整も行い，患者・家族が望む療養生活を送れるよう支援する重要な役割を担っている．

〔田中奈緒子〕

文献
- 大石醒悟ほか編：心不全の緩和ケア．南山堂，2014．
- 菅野康夫ほか監：多職種カンファレンスで考える心不全緩和ケア．南山堂，2017．
- 佐藤幸人ほか：心不全緩和ケアの基礎知識35．文光堂，2017．
- 長江弘子編：看護実践にいかすエンド・オブ・ライフケア．日本看護協会出版会，2014．

Column　専門・認定看護師の役割

■専門・認定看護師とは

日本看護協会は，質の高い看護の提供を目的に，1994年専門看護師，1995年認定看護師，1998年認定看護管理者の3つの認定制度を発足しています．専門看護師 certified nurse specialist（CNS）には，急性・重症患者看護，慢性疾患看護，老人看護，精神看護など13の専門分野があり，複雑で対応困難な課題を抱える患者・家族の問題を総合的にとらえて，卓越した看護実践を提供します．CNSには，「実践・相談・調整・倫理調整・教育・研究」の6つの役割があります．

一方，認定看護師 certified nurse（CN）には，慢性心不全看護，集中ケア，救急看護，皮膚・排泄ケア，認知症看護，緩和ケアなど21分野が特定されており，「実践・指導・相談」の3つの役割があります．CNは，看護職に対して実践を通して指導を行ったり，相談を受けて臨床の看護実践レベルの向上を目指します．また，困難な症例に対して特定の分野に熟練した看護技術を用いて質の高いケアを提供します．

■心不全緩和ケアチームの看護師に必要な能力

　心不全緩和ケアは，治療と並行して行われ，苦痛を緩和しQOLを改善・維持することを目標としています．そこに従事する看護師には，①心不全治療に関する高度な知識と技術，②リーダーシップ，③対人交渉力，④コミュニケーション能力，の4つの能力が求められます．

　緩和ケアチームの活動は，毎日行われるわけではないため，心不全患者に関わる看護師が基本的な緩和ケアの知識と技術を習得し実践できる（基本的緩和ケア）よう教育していくことが重要です．困難な症例の場合には，心不全緩和ケアチームの看護師が①の専門的知識をもって患者の状態をアセスメントし，適切なチームメンバーに支援を求めて回診までの間にも適切な治療・ケアが行えるよう②，③，④の能力を駆使し，多職種の調整を図ります．このように，心不全緩和ケアチームのキーパーソンとしての役割が求められます．

■課題

　CNS，CNなど心不全緩和ケアチームに関わる看護師が効果的に施設で働くためには，組織上の権限，立場が明確である必要があります．また，活動時間が確保され，介入の成果を残していくことが大切です．CNS・CN個々の能力や経験，専門領域の違い，人脈などによって発揮できる能力が異なります．そこで，CNS・CNが協同し，補完的に介入することで患者・家族のQOLの向上につながると考えます．

　例えば，心不全末期，強心薬離脱困難で病棟看護師が緩和ケアを行っていたが，下肢浮腫から疼痛を伴うリンパ漏があり，心臓移植や急変時の対応についての意思決定が必要な患者の場合，

病棟看護師より，急性・重症患者看護CNSに意思決定支援について相談

CNSより，緩和CNへ疼痛コントロール，今後起こりうる心不全末期症状へのケアの協働依頼

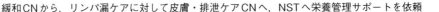

緩和CNから，リンパ漏ケアに対して皮膚・排泄ケアCNへ，NSTへ栄養管理サポートを依頼

というように，おのおのの役割・専門性を活かし協働することで，適切かつタイムリーなケアが行え，より質の高いケアが提供できると考えます．

〔河野由枝〕

F 薬剤師の役割と薬物療法

1 ― 薬剤師の特性と役割

　筆者は総合病院の緩和ケア病棟担当薬剤師として勤務ののち，循環器専門病院へ転勤となった．そこで，心不全緩和ケアチームに携わった最初の印象は，10数年前にがんの終末期で問題となっていたことの多くが，心不全の終末期で今問題となっており，特に，緩和ケアで使用する薬剤は，循環器領域では使用経験が少なく，薬剤師から積極的に提案を行っていくべきであるということであった．

　薬剤師は全科の薬剤を取り扱うという職種的な特徴から，さまざまな薬剤の知識があり，患者の症状や治療計画を薬学的視点からアセスメントし立案することが望まれている．なかでも，オピオイドや鎮静薬といった微調整の必要な薬剤開始時においては，効果と副作用のモニタリングを継続して行い，用法・用量・使用薬剤の変更・薬剤の追加などを主治医や緩和ケアチームに提案していく必要がある．

　院内や薬剤部内の教育も重要な役割の一つである．緩和ケアチーム担当の薬剤師は，院内のメディカルスタッフや薬剤部内の各病棟担当薬剤師へ，緩和ケアにおける特殊な薬剤の使い方，薬物療法実施時の注意点や観察点などを指導することが望まれている．特に，アドヒアランス向上や退院前カンファレンスなどにおいて，チーム担当の薬剤師以外が患者指導に関わることが多いため，病棟担当薬剤師との連携は不可欠である．カンファレンス内容を薬剤部内へフィードバックすることや，院内勉強会の講師を行うなど，指導・教育的な立場で活動し，薬剤師のみならず多くのスタッフが緩和ケアに携われるよう配慮することがチームにおける薬剤師の役割として期待される．

2 ― 薬物療法における注意点

　心不全の終末期における主な症状として，疼痛，倦怠感，呼吸困難，食欲不振，抑うつ，不安，不眠などがあげられる[1]．これらの症状の多くは，がんの終末期にも発現する場合が多く，適切な薬物療法が必要となることが多い．基本的には，がんの終末期で行われている治療は心不全の終末期においても有効であると考えられる．相違点として，心不全の病態を考慮すると，使用すべきではない薬剤がある点，治療の継続が症状緩和につながる点などがあげられる．

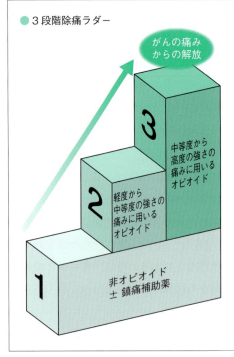

図2-F-1　WHO方式のがん疼痛治療
(世界保健機関編, 武田文和訳:がんの痛みからの解放―WHO方式がん疼痛治療法. 第二版. p.15-17, 金原出版, 1996. より一部改変)

3―疼　痛

　心不全患者の疼痛については，さまざまな報告があるが，多くは50～70％の患者が疼痛を訴えるとしており，がんと同様に疼痛コントロールは重要な課題となっている．がん性疾患においては，WHOが推奨する3段階除痛ラダーに沿って薬物療法を開始するのが一般的となっている[2]．3段階除痛ラダーでは，第1段階として非オピオイド性の鎮痛薬を使用し，状態に応じてオピオイド性の鎮痛薬や鎮痛補助薬を上乗せする方法を推奨している．必ずしも第1段階から順に行う必要はなく，痛みに応じた段階を選択することとなっている（図2-F-1）．

　心不全においても，3段階除痛ラダーは有用であると報告されているが，心不全での使用においては，いくつか注意点が存在する．まず，心不全患者では，腎機能が低下している患者が多く，薬剤選択には注意が必要である．一般的に使用される非ステロイド性抗炎症薬 non-steroidal anti-inflammatory drugs（NSAIDs）は，腎障害と体液貯留作用があり，心不全の病態を考慮すると，継続的な使用は難しい場合が多い．また，モルヒネ製剤は，活性代謝物が腎排泄であり，腎機能低下症例では，せん妄や眠気の原因となるため，より少量からの使用が推奨される．以上の点から，心不全患者に対して鎮痛薬を使用する場合は，第1段階としてアセトアミノフェン1,600～2,000 mg/日で開始し，無効な場合には，第2段階として弱オピオイドに分類されるリン酸コデイン30～60 mg/日の使用を検討する．これらの治療でも疼痛コント

ロールが困難な症例については，第3段階として強オピオイドの導入を検討するが，強オピオイド製剤の多くは，現状ではがん性疼痛にしか適用のないものがほとんどであり，使用については各施設で一定の基準を設け，適正に使用する必要がある．

4 — 呼吸困難感

心不全終末期において，呼吸困難感は8割近い患者が訴える症状であり，自覚症状を生じやすく，不安や死の恐怖につながりやすいため，対応の優先度が高い症状の一つである．呼吸困難感は，原因によって対処方法が異なるが，心不全が原因で起こる呼吸困難感については，酸素投与や利尿薬，強心薬などの投与といった，一般的な心不全治療を行うことで改善する場合も多い．このため，呼吸困難感の改善を目的として，治療の継続・追加を検討する必要がある．その上で，治療抵抗性の呼吸困難感に対しては，オピオイド製剤の追加が推奨される．なかでもモルヒネ製剤は，慢性閉塞性肺疾患 chronic obstructive pulmonary disease(COPD)やがん領域において，呼吸困難感の改善にエビデンスがあり，心不全による呼吸困難感に対しても，有効であると考えられる．呼吸困難感の改善を目的にオピオイド製剤を使用する場合は，除痛目的で使用する場合とは異なり，少量の使用で効果がみられる場合が多いが，腎機能低下症例が多い点を考慮し，嘔気・便秘・眠気や呼吸抑制などの副作用症状については，十分な注意が必要である．

5 — せん妄

せん妄は，軽度ないし中等度の意識混濁に興奮，錯覚や幻覚，妄想などの認知・知覚障害を伴う特殊な意識障害と定義され，単なる精神症状ではなく，予後にも影響を及ぼすといわれている．入院患者の10〜40％で発症するといわれており，長期入院や終末期においては発生頻度が上昇する．特に死亡直前においては，程度の差はあるが，90％近くの患者がせん妄状態にあり，誰もが経験する精神症状である．せん妄の治療を行う場合に重要となるのが，せん妄の原因を特定することである．基本的に原因を特定し，除去することでせん妄は大幅に改善することが多い．主な原因として，オピオイドや睡眠薬などの薬剤性によるもの，高Caや低Naといった電解質異常，脱水，貧血などがあげられる．特に，ベンゾジアゼピン系の睡眠導入薬は，せん妄悪化の原因となるため，夜間眠らないからといって安易に使用するべきではない．終末期に近づくほど原因の除去が困難となり，薬剤による対処療法が必要となってくる．一般的に使用される薬剤として，リスペリドン，クエチアピン，ハロペリドールなどがあげられるが，多くの薬剤でQT延長による不整脈やドパミン作動薬との拮抗作用があるため，心不全患者のせん妄に対して使用する場合は，より注意が必要である．また，クエチアピンには異常高血糖によるケトアシドーシスで死亡例が報告されており，糖尿病患者には禁忌となっている．

6 ─ 鎮　静

　苦痛に対する症状緩和治療とケアを十分に行ったとしても，すべての苦痛を完全に取り除くことは困難である．特に，先に述べた呼吸困難感とせん妄については，治療抵抗性となる場合も多い．がんの終末期においては，日本緩和医療学会や日本医師会が鎮静についてのガイドラインを作成しており，心不全の終末期においても参考になると考える．鎮静を導入すると，意識レベルの低下が起こり，コミュニケーションが困難になる点を考慮して，患者・家族に説明を行った上で導入する必要がある．

　鎮静を行う場合は，苦痛を緩和できる範囲で，意識水準や身体機能に与える影響が最も少ない方法を優先するとされており，一般的には間欠的鎮静や浅い鎮静から開始することが推奨されている．しかし，患者の苦痛が強く，治療抵抗性が確実であり，死亡が数時間から数日以内に生じることが確実で，かつ，患者の希望が明らかであり，間欠的鎮静や浅い鎮静によって苦痛が緩和されない可能性が高いと判断される場合，持続的深い鎮静を最初に選択してもよいとされている．

鎮静の分類（日本緩和医療学会　苦痛緩和のための鎮静に関するガイドライン）[3]
1）鎮静様式
・持続的鎮静：中止する時期をあらかじめ定めずに，意識の低下を継続して維持する鎮静
・間欠的鎮静：一定期間意識の低下をもたらしたのちに薬物を中止・減量して，意識の低下しない時間を確保する鎮静

2）鎮静水準
・深い鎮静：言語的・非言語的コミュニケーションができないような，深い意識の低下をもたらす鎮静
・浅い鎮静：言語的・非言語的コミュニケーションができる程度の，軽度の意識の低下をもたらす鎮静

　鎮静に用いられる薬剤は，ミダゾラムが第一選択となっている．ミダゾラムは，他の薬剤に比べ，比較的投与量のコントロールが行いやすく，静注以外に皮下注でも投与可能であり，拮抗薬（フルマゼニル）が存在することが利点である．筆者らの経験では，投与開始時ミダゾラム10 mgを生理食塩液50 mLに希釈し，2 mL/時前後で使用し，患者の状態を観察しながら投与量を調節する方法をとっている．心不全終末期では，呼吸困難感の緩和を目的にモルヒネを併用していた症例も多かったが，モルヒネ自体には鎮静作用がないため，鎮静が必要な場合は，オピオイドではなく，鎮静薬の増量が必要である．

〔高橋知孝〕

文献

1) Solano JP et al：A comparison of symptom prevalence in far advanced cancer, AIDS, heart disease, chronic obstructive pulmonary disease and renal disease. J Pain Symptom Manage. 2006；31(1)：58-69.
2) 日本緩和医療学会：緩和ケアチーム 活動の手引き（第2版）.
   https://www.jspm.ne.jp/active/pdf/active_guidelines.pdf
3) 日本緩和医療学会緩和医療ガイドライン作成委員会：苦痛緩和のための鎮静に関するガイドライン．2010年版．p.3, 金原出版, 2010.
・大石醒悟ほか編：心不全の緩和ケア 心不全患者の人生に寄り添う医療．南山堂, 2014.
・佐藤幸人ほか監：心不全緩和ケアの基礎知識35．文光堂, 2017.
・寺崎展幸：心不全チーム医療における薬剤師の役割．YAKUGAKU ZASSHI. 2016；136(8)：1125-8.

G 理学療法士の役割

はじめに

　心臓リハビリテーションにおける理学療法の本質は心機能と運動負荷とのバランスであり，そのバランスを維持，調整することで，心不全を抱えた患者のADL，QOLを改善することが理学療法の目的である．

　慢性心不全は増悪と寛解を繰り返す経過をたどるため，増悪時にも改善可能かどうかの判断が困難であり，終末期の判断は難しいといわれている[1]．さらに日本心不全学会より提示された高齢心不全患者に対する終末期医療の指針では，アドバンス・ケア・プランニング advance care planning（ACP）は，本人・家族を含めて終末期を迎える以前の段階から開始することが望ましい．個人の人生観や希望を取り入れた緩和医療を循環器領域でも推進しなくてはいけない．終末期の意思決定は医療チームで共有しチームで支えることを原則とする，と示されている．

　本項では心臓リハビリテーションに携わる理学療法士が心不全の緩和ケアにおいて果たす役割を，意思決定支援を中心に述べる．

1 ― 患者ニーズの把握，意思決定支援

　意思決定支援の意義は最終的に個々の患者にとっての適切な結果を得ることにあり，生存期間の延長のみならず，QOLの維持，全人的苦痛や家族ケアを含めたアプローチに基づくものである[1]．生存期間の延長，QOLの維持，全人的苦痛の緩和を満たすためには，医学的妥当性とともに，詳細な患者ニーズの把握が必要になる．例えば「家に帰りたい」といったニーズはよく聞かれるが，この言葉の意味するところは，動けなくてもいいから帰りたいという人もいれば，元気だった頃の状態で帰りたいという人もいる．また，帰れないとわかっていても帰りたいと言われる人もいる．つまり患者の一言だけをとってもそのイメージ，思いはさまざまであり，すべてを把握するには困難を極める．患者のニーズを把握する方法論として確立したものは現時点では存在しないため，ここではわれわれの考える道筋を例示する．

a. 未来に対する希望

　「家に帰りたい」「会いたい人がいる」「行きたいところがある」などが含まれる．未来に対する希望には実現可能かどうかの判断，また実現に際し，その方法，手段が患者自身のイメージと異なる場合も望むかどうかの確認が必要である．さらに実現可能な場合においても，そのプ

ロセスで苦痛を伴うことや，努力を要する場合があることから，経過，方針を説明し，同意を得ておくことも重要である．また患者自身，家族が叶わないとわかっている希望も含まれていることが多い．

b. 現状に対する希望

「歩きたい」「苦痛を取り除いてほしい」などが含まれる．現状に対する不満，不安の表出の場合が多い．詳細に聞き出すことで対処，実現可能かの判断は行いやすい．病態上，増悪と寛解を繰り返すことから，「また治癒するだろう」といった楽観的に考える場合と，繰り返される苦痛により未来に対する希望がもてない場合に，現状に対する希望に偏る傾向がある．

c. 治療に対する希望

治癒，強心薬の離脱を望む．この希望が最期まで存在する可能性があることが，がんとの大きな違いである．若年層ほど多く，厳しい疾患管理，活動制限や食事制限なども受け入れる．この希望に固執した場合，現状や未来に対する希望を実現するタイミングを逸することがある（例：最後に家に帰るなど）．

この分類は患者のニーズに対して必ず重複するが，重要なのはどの希望のベクトルに重点を置いているかを把握することである．それは患者が治療に重点を置いているのか，QOLに重点を置いているのか，もしQOLに重点を置いているのであればそれを時系列で把握することが可能となる．また，重点を置いているベクトルに極端に偏っている場合，その理由を明らかにするとともに，そのベクトル以外の希望について情報収集，情報提供することにより，患者にとってよりバランスのとれた意思決定が可能になると考える．

2 ― 理学療法士の役割

理学療法士はケガや病気などで身体に障害のある人や障害の発生が予測される人に対して，基本動作能力（座る，立つ，歩くなど）の回復や維持，および障害の悪化の予防を目的に，運動療法や物理療法などを用いて，自立した日常生活が送れるよう支援する専門職である．対象者一人一人について医学的・社会的視点から身体能力や生活環境などを十分に評価し，それぞれの目標に向けて適切なプログラムを作成する．その業務形態としては診療報酬体系上，患者1人に1日20分（1単位）以上マンツーマンで関わることができる．

ここでは慢性心不全患者の運動療法とプログラムの立案・実施，情報共有について取り上げる．

a. 慢性心不全患者の運動療法

慢性心不全患者の運動療法は患者の心機能，骨格筋を含めた心臓外の要因を繰り返し評価しながら有酸素運動を中心に実施することとなる．負荷量については可能であれば心肺運動負荷試験 cardiopulmonary exercise testing（CPX）を施行し，嫌気性代謝閾値 anaerobic threshold

(AT)を用いた運動処方が望ましいが，安静時の脈拍と予測最大脈拍数から至適脈拍数を設定するKarvonen法を用いる場合は定数kの値が0.4以下程度の低強度から開始する[2]．運動療法中は血圧，脈拍の変化，息切れの増悪，倦怠感などに注意し，調整する．

b. プログラムの立案，実施

心不全緩和ケアにおいては患者ニーズの中から動作，運動負荷に関わることを抽出し，評価の上プログラムを立案，実施することが求められる．ここで最も重要なのは患者のニーズをいかに具体化，イメージできるかである．心不全患者のニーズは多岐にわたり，また疾患の病状，患者の受け入れ状況により，昨日は治癒を，今日は疾患管理を，明日は苦痛除去をといったように日々刻々と変化する[3]．この日々の揺らぎ，変化に気づき，さらに日々の患者の症状を踏まえた上でプログラムを変更，調整することが重要となる．

また，プログラムを実施していく際，注意すべきこともある．一般的な概念では理学療法，リハビリ＝運動ととらえられている場合が多いが，心不全，特に緩和ケアの場面においては「＝運動」を取り除いておく必要がある．長期的にも短期的にも増悪と寛解を繰り返す心不全の場合，全身倦怠感や軽度の息切れ，また不安などにより「運動」ができないと患者自身が判断し，リハビリを拒否されることも多い．理学療法の手技には疼痛緩和を目的としたストレッチやマッサージ，温熱療法など負荷にはならない手技もあり，極論を言えば「話す」ことのみで20分を使うことも可能であるといったことを，状態のいいときから伝えておく必要がある．

c. 情報共有

理学療法士は毎日一定時間，マンツーマンで接することができる職種であることから，得られる情報も多い．その一つ一つの情報に日常生活像や動作が含まれていることから，内容は疼痛，倦怠感の日々の変化や現状，未来に対する希望，家族との関係性，その人の人生観，好きな食べ物まで多岐にわたる．また，色々な職種，立場で複数の医療スタッフが1人の患者に関わることができれば，より患者の思いを表出する機会が増えると考える．

おわりに

人生の最期をどこで，どのように過ごしたいかをともに考える過程（ACP）は最期まで充実した人生を送る上で重要な意味をなす．その過程において病気を抱えた患者が何に価値を置き，どう生きたいと考えているのかを明確にする必要がある．その中で患者，家族は最期まで体を動かすこと（トイレへ自分で行きたい，自分で起き上がりたいなど）を望まれることが多い．理学療法士は患者の希望に対し評価，管理のもと，また医師，看護師など，多職種と連携を密に行いながら理学療法を実施することで，最期までその人らしく生きることを支援できる．

理学療法士は患者と信頼関係を築き，希望，リスク，運動機能を踏まえた判断，アプローチをすることで個々の患者の身体的苦痛だけではなく，精神心理的苦痛，スピリチュアルな苦痛（喪失体験）への介入が求められる．

〔川端太嗣〕

文献

1) 大石醒悟ほか：心臓リハビリテーションにおける緩和ケアとは〜意思決定支援の場としての心臓リハビリテーション〜．心臓リハビリテーション．2015；20(2)：313-8.
2) 日本循環器学会ほか：循環器病の診断と治療に関するガイドライン（2008-2009年度合同研究班報告）循環器疾患における末期医療に関する提言．2010.
3) 和泉徹：キュアとケアの狭間で揺らぐ患者心理．心臓リハビリテーション．2016；21(4)：154-9.
・高圓恵理：スタッフが知っておくべきこと〜意思決定支援について〜．HEART nursing．2016；春季増刊：209-12.
・横山広行：循環器疾患患者の末期医療．Heart．2013；3(2)：16-21.

H 管理栄養士の役割

1 — 心不全患者の栄養管理と緩和ケア

　心不全は時間経過とともに病状が変化し，その病状に応じて栄養サポートの目的や目標も変化する．慢性心不全治療ガイドライン[1]では食事療法として塩分制限が最も重要であると示されており，肥満患者では減量のためのエネルギー制限が，溢水をきたす場合には水分制限が推奨されている．しかし，サルコペニアや低栄養も心不全の予後不良因子でありADLの低下にもつながるため，高齢者では低栄養をきたさないよう指導の際に注意を要する．そのため，患者個々の病態や栄養状態を適切に評価しながら「制限」と「摂取」の切り替えとそのバランスを患者ごとに見極め，多職種での介入，指導へつなげていくことが心不全の緩和ケア実践における管理栄養士の役割であると考える．

2 — 心不全における悪液質

　肥満は心不全発症の危険因子として知られているが，心不全発症後は逆に低体重が予後不良因子となることが，さまざまな疫学研究により示されている[2]．このような低体重と予後の関係には，心臓悪液質（カヘキシー）が関与しているといわれる．心不全患者に認められるカヘキシーは，食欲不振，炎症，インスリン抵抗性，蛋白質同化・異化の異常など複数の因子が関与しており，骨格筋のみならず脂肪組織の減少も伴うという特徴がある．このようにカヘキシーの病態は複雑に絡み合っているため，栄養療法だけでの改善は不可能である[3]．しかしカヘキシーは方法に関わらず心不全がコントロールできれば消退すると考えられているため，まずは標準的な心不全治療が十分に行われることが第一である．栄養療法としては，カヘキシーの状態はエネルギー消費量が亢進しているので，消耗がさらに進まないよう十分なエネルギーを補給する必要がある．心不全の急性期治療では絶食が行われることが多いが，長期絶食はかえって骨格筋量の減少を招きカヘキシーを進行させる可能性もあるため，循環動態が落ち着いていれば早期から経口摂取を始めることが望ましいと考える．カヘキシーで問題となるのは，食欲不振や腸管の吸収不良，味覚異常の合併などのために十分な栄養摂取ができないことである．カロリー制限を主体とした食事指導や減塩により食欲不振をきたす場合もあるので，必要に応じて減塩を緩和することも考慮する必要がある．

3 — がんと心不全の緩和ケアの食事

a. がん緩和ケアの食事[4]

　がんは，最期の1～2か月に急速に身体機能が低下することが多い．人生の最終段階における栄養の役割は，ある時期を境に「積極的治療」を目的とする栄養から「生命維持」を支える栄養に切り替わっていく．もちろん，最終段階においても適正な栄養管理で種々の感染症や多発する褥瘡などの他疾患の合併を予防することは必要であるが，がんの最終的な状態である悪液質状態に陥ると，積極的治療がかえって患者の身体的負荷となりうるため，それまでの栄養管理法を大きくギアチェンジする必要がある．患者の状態を適切に評価し，患者・家族の意向を尊重した上でそのタイミングを見極め，「食べたいものを食べる」ことこそが患者にとっての生きる喜びとなり，生きる支えとなる．

b. 心不全緩和ケアの食事

　心不全は増悪と寛解を繰り返しながら患者の身体機能が徐々に低下していくため，予後の予測が困難なことが特徴である．近年，緩和ケアの介入は「病気を診断されたときから治療と並行して行われること」が推奨されている[5]が，がんと心不全で異なるのは，がんは人生の最終段階に近づくにつれて治癒目的の治療が行われなくなることが多いのに対し，心不全ではどの段階でも病状改善の可能性が残されるため，死亡の直前まで原疾患の治療が並行して行われる点である．心不全では，一見回復が難しいと思われるような状態の悪化がみられたとしても，治療により再び状態が改善し，退院が可能となる患者も存在する．このように心不全は死期が近いと見込まれても，それが本当に最終段階かどうかはわからないため，「治療」としての「食事制限」を簡単には解除できない場合がある．

c. 食事制限の解除におけるジレンマ

　心不全患者にとって「塩分制限」は重要な治療の一つである．それは患者にとっても，病気を診断されたときから長年すり込まれた常識の一つとなっている．

　心不全の末期において，「制限」と「摂取」の切り替えを見極める際には患者の心機能，呼吸状態，栄養状態，患者自身の価値観など多面的な評価が必要となる．状態が悪化し食事摂取量を確保できない場合には制限を緩め，少しでも摂取量が確保できるよう調整することが優先されるであろう．しかし，食事制限を解除したのちに状態が回復し摂取量が増えてくると，塩分過多の食事がかえって患者の負担となり，残存する心機能に悪影響を及ぼす可能性もある．

4 — 食欲不振への対応とチームにおける管理栄養士の役割

　慢性心不全患者や心不全の急性増悪時などは，食欲不振を訴える患者が多くいる．食欲不振に陥る原因は，炎症，呼吸状態の悪化，嗜好，味覚異常，精神状態，嚥下状態など多くの因子

が関与する．食欲不振は低栄養状態を招き予後を悪化させるため，患者の病態に応じて積極的に食欲不振対策を行う必要がある．特に緩和ケアチームが介入する患者は，食欲不振を訴える場合が多い．管理栄養士はカンファレンスで治療方針や情報を共有した上で患者・家族への聞き取りを行い，病態や嗜好に応じて可能な限りの食事調整を行う．ときには食事を半量にして付加食や持ち込み食で補うことや，食種・形態の変更，また嗜好に合わせた選択食を導入する場合もある．梅干しや佃煮などの高塩分食品を持ち込む患者も少なからずいるが，それらをきっかけに食事摂取が進み，普通食を全量摂取するまでに状態が改善した症例も経験される．

心不全緩和ケアチームの中で管理栄養士にできることは，まだまだ限られている．「食事」が負荷となる可能性がある以上，すべての望みをかなえることはできず管理栄養士としての力不足を感じることもある．治療と並行して行われる従来の「食事療法」という位置づけと「緩和ケアの食事」の線引きには悩むことも多い．しかしその中で，チームで情報を共有し，個々人の状態に応じた細かな食事調整を行い，心不全に苦しむ患者が一口でも多くの栄養を摂取できるよう「食べること」を支えることこそが，管理栄養士の役割である．

5 ― 症例提示

具体例を1例，提示する．

> **症例　80代女性，独居**
>
> 漬物や梅干しが好物だった．過去に数回栄養指導も行っていたため，近所に住む娘はそれらを禁止していた．しかし再入院のペースは短くなり徐々に状態は悪化，強心薬に依存し，ついには寝たきり状態となった．食事摂取量も1〜2割が続き食事制限は解除，病状は進行しており死期も近いものと判断されたため，持ち込み食可と主治医からも説明があった．それ以来，患者は今まで我慢していた漬物や梅干し，するめ，肉，天ぷらなどの好物を好きなときに少しずつ食べた．すると，次第に治療の効果もあって食欲は増し，1か月後には病院食を全量摂取できるほどに状態が回復した．その結果今度は塩分摂取過多が心配され始めたその矢先，持ち込みのカップ麺を汁まで飲み干した患者は，浮腫・胸水が著明に現れ呼吸状態が悪化した．その後，食事制限について本人と話し合ったが，やはり一度緩めた制限を守ることは難しく，病状は小康状態となったためいったん退院は可能となったが，退院後3日で再入院し，1週間後に亡くなった．

最期まで好きなものを食べられたことは患者が最も望んだことであったかもしれず，good deathを迎えられたのかもしれないが，それは私たちには判断できない．

食事制限の解除は，そののちに予想される患者への身体的負担や介助者にかかる負担の可能性を十分に説明し，双方が納得した上で行う必要がある．また患者とその家族は，それまでの長い経過の中で治療としての「塩分制限」を何度も教育されてきており，食事制限の解除を伝えられることは「治療の限界」ともとらえられやすい．そのため，まだ希望をもつ患者・家族に対しては伝え方にも注意を要する．また，死期が近いと見込まれ医療者側が持ち込み食を許可した場合であっても，患者とその家族が最期まで「生きる望み」として，あえて病院食など

表2-H-1　食事制限の解除における利点と欠点

利点	欠点
・生きる喜び，心の支えとなる ・患者の喜ぶ顔が家族の喜びとなる ・食欲回復のきっかけとなり摂取量が増加する場合がある	・治療の限界ととらえられる可能性がある ・一度制限を解除すると，状態が改善しても再び制限することが難しい ・食事により症状が悪化する可能性がある

の治療食を望むこともある．

　心不全は，最期を迎えるときが予測できない．だからこそ「制限」と「解除」の切り替えを見極めることが難しい．一人の人間として「我慢せずに好きなものを食べて最期を迎えて欲しい」という気持ちと，「治療としての食事制限の必要性」を日々同時に感じ，緩和ケアにおける食事制限の解除には常にジレンマを感じている（表2-H-1）．

　心不全緩和ケアの食事において，正解はわからない．私たちにできることは，患者・家族が目指す方向，価値観に合わせてこちらが対応していくことである．積極的治療を望むのか，退院を目指すのか，苦痛緩和を求めるのか．カンファレンスで密に情報を共有し，患者がgood deathを迎えられるよう多職種で支援していくことが，何よりも重要であると考える．

〔村井亜美〕

文献

1) 循環器病の診断と治療に関するガイドライン（2009年度合同研究班報告）：慢性心不全治療ガイドライン（2010年改訂版），p.16.
http://www.j-circ.or.jp/guideline/pdf/JCS2010_matsuzaki_h.pdf
2) Hamaguchi S et al：Body mass index is an independent predictor of long-term outcomes in patients hospitalized with heart failure in Japan. Circ J. 2010；74(12)：2605-11.
3) Evans WJ et al：Cachexia：a new definition. Clin Nutr. 2008；27(6)：793-9.
4) 東口髙志：終末期がん患者のエネルギー代謝動態とその管理．静脈経腸栄養．2009；24(5)：63-7.
5) 宮下光令ほか：末期心不全の緩和ケアを考える．Heart. 2012；2(5)：501-11.

I 医療ソーシャルワーカーの役割

はじめに

　医療ソーシャルワーカー medical social worker（MSW）の役割は，日常生活を営む上で何らかの困難を抱える人々に関わり，困難な状況の改善，解決を図り，安心した生活の回復過程を支援することにある．

　心不全患者においては，身体的な支障や，通院や繰り返す入退院にかかる費用などの経済的問題，身体活動能力の低下による医療処置や介護の必要性，そして療養に対する心理的不安など，多岐にわたる困難な問題を抱えている．またそれらの困難は，患者やその家族の状況，地域医療資源などのさまざまな要因によって修飾され，個別性や独自性が非常に高い．そのため，社会資源やサービスを単一的に利用するだけでは十分な支援を行うことはできず，心不全に適用する社会資源とその問題点を把握し，有効に活用する方法をテーラーメード的なアプローチで見いださなければならない．

　本項では心不全に特徴的な問題点ごとの社会資源とその適用の状況を整理する．

1 ― 経済的問題

　心不全による退職や休職で収入が減る場合，一方で医療費，生活費などの支出は増えることから，経済的問題を抱える患者は多い．経済的問題に対応する社会資源とその問題点を**表 2-I-1** に示す．経済的問題については，各制度に給付条件や該当基準が設定されており，制度の条件に該当する一部の人を除けば，医療費の助成は受けにくいのが実情である．そのため，仕事を継続し，収入を減らさないための工夫を検討することも重要となる．心不全によってもたらされる問題は，周囲から理解されにくく，適切な配慮を受けられないことが少なくない．患者本人が職場に自身の疾病を適切に説明できるようアドバイスを行ったり，障害福祉サービスの就労支援や難病支援センター，ハローワークなどとの連携を強化したりすることも必要である．

2 ― 介護・療養の問題

　心不全患者は，呼吸困難や疼痛，倦怠感などさまざまな症状を有する[5]．日常生活を支援する介護サービスなどを適宜利用することで，過度な負担を回避し，心不全増悪を繰り返さないための工夫が必要となる．介護や療養の問題に対応する主な社会資源について**表 2-I-2** に示

表2-I-1　心不全で利用可能な経済的サポートとその問題点

社会資源	概要	対象者	心不全における問題点
身体障害者手帳（重度障害者医療証）	・税の軽減や公共料金の割引など ・1・2級に該当した場合は重度障害者医療証が交付され、医療費の助成が受けられる	・心機能障害の1・3・4級に該当する人 ※重度障害者医療証については1級のみ	・心疾患は2級がないため、重度障害者医療証の給付を受けるためには1級に該当する必要がある ・以前はペースメーカー植え込みや人工弁置換術を行えば一律1級であったが、平成26年4月の身体障害認定基準見直し[1]により、疾患の状況に応じて等級の見直しが行われるようになった
難病医療費助成制度	・医療保険の負担割合が3割の場合は2割に軽減 ・所得状況に応じ、月ごとの自己負担上限額が設定され、上限を超えた自己負担額が助成される ・同月に負担した医療費（入院・外来・薬代・訪問看護など）の合算が可能	・指定される330疾患（H29年4月1日現在）[2]に該当する人	・特定疾患治療研究事業からの移行における経過措置[3]が平成29年12月31日で終了し、平成30年からは認定要件の「診断基準」の他に、「重症度分類」を満たすことが加わる ・また、一部の自己負担上限額の変更や、入院時の食事療養費が全額自己負担となるなど負担額の上昇が見込まれる
傷病手当金	・健康保険に加入する本人が、病気やけがにより休職し、給与の支払いがない場合や傷病手当金の金額より少額となった場合に給付 ・支給期間は同一傷病につき、最長1年6か月	・病気・けがのための療養中である ・労務不能である ・連続する3日間を含み4日以上仕事に就けない ・給料などの支払いがない、または給料などの額が傷病手当金より少額である	・心不全により労務不能の場合、同一傷病では最初の給付から1年6か月を過ぎたのちは給付されない ・健康保険に加入していても、被扶養者は対象外 ・国民健康保険には傷病手当金の制度がない
障害年金	・病気やケガによって生活や仕事などが制限されるようになった場合に、現役世代も含めて受け取ることができる年金制度	・公的年金に加入し、一定の保険料納付要件を満たし、かつ障害の状態などの障害年金の支給要件を満たしている人[4]	・原則として初診日から起算して1年6か月を経過していなければ（障害認定日）申請ができない ※心臓ペースメーカー、植え込み型除細動器（ICD）または人工弁を装着した場合、また在宅酸素療法を開始した場合は、初診日から1年6か月以内でも装着、開始した日が障害認定日となる ・心疾患の場合有期認定となることが多く、症状が安定している場合は等級の見直しが行われ、支給停止となることもある

す．諸条件により制度を利用しにくいという現状は経済的問題と同様であるが、身体的症状はより個別性が高く、関係職種との綿密な連携が重要となる．

3―心不全における地域包括ケアの問題点

　これまでフォーマルな社会資源における問題点をあげたが、心不全患者が「望む生き方」を実現するためには、病院と地域で一貫した支援を可能にする地域包括ケアと、患者の意思決定を支援するシステムが重要である．しかし、地域による社会資源の較差は大きく、在宅緩和ケアの制度やサービスもがんを基準に整備されており、そして末期心不全に対する在宅緩和ケアの経験は非常に少ないのがわが国の実情である[6]．そのため、末期心不全では「自宅退院はで

表2-I-2 心不全患者における介護や療養の問題に対応する社会資源

社会資源	対象者	心不全における問題点	工夫できる点
介護保険	・65歳以上の人 ・40歳以上65歳未満の健保組合，全国健康保険協会，市町村国保などの加入者で，老化に起因する疾病（特定疾病）をもつ人	・特定疾病に心疾患は含まれておらず，40歳以上65歳未満の人は利用できない ・介護認定調査はADLや認知面に重点を置き評価されるため，過小評価されがち	・介護保険の認定調査時は，本人・家族が症状を適切に説明するためのアドバイスや，調査時の同席が重要 ・病状評価に影響する主治医意見書が重要となるため，特記事項に疾病に関する注意事項を詳細に記載してもらえるように医師に働きかけることが重要
障害福祉サービス	・身体障害者手帳を持っている人 ・難病に該当する人	・心機能障害の場合に利用できるサービスや福祉用具が少ない ・使用頻度の高い電動ベッドなどの日常生活用具の給付に関しては，主に肢体不自由の障害が対象であり，心機能障害では利用できない ・難病に該当しても，常に寝たきりの状態が対象など，条件的に利用できる人が少ない	・介護保険が利用できない若年層は身体介助や福祉用具の利用が困難となるため，障害者相談支援専門員へ相談しインフォーマルなサービスも含め検討する必要がある

きない」との結論になりやすく，患者は入院の長期化や転院を余儀なくされる．在宅移行例が少ないため，移行するための手段や情報はなかなか成熟せず，その結果地域包括ケアの機能不全という悪循環に陥っていく．

4 ― 患者と地域をつなぐMSWの役割

　今後MSWに求められるのは，種々の困難を抱える患者が「どうしたら望む場で過ごすことができるか」ということを常に意識する姿勢である．疾患早期から介入し患者と信頼関係を築くことで，その人の望む生活や人生観などのアセスメントを深める．その情報を院内の多職種チームで共有し，患者の居住地域における資源の不足を抽出，アセスメントを行う．在宅での管理が困難と考えられるケースは，チームを地域に展開し，関係機関の専門職同士や多職種で事例検討を行うことで，患者に有効な手段を獲得する可能性が広がる．地域包括ケアにおいてはこのようにケースを重ねることで相互間の経験知向上につながり，より困難なケースにも対応できる柔軟なネットワークを構築することが期待される．

おわりに

　心不全における社会資源は十分に整備されている状況にあるとはいえないが，多職種チームで検討した内容をMSWが社会資源と絡めながら患者にフィードバックすることは，患者自身の疾病理解にも大きく影響を与え，意思決定支援にもつながっていく．

　MSWの役割は院内，地域双方に課題の投げかけを行い，個々の条件や希望に沿った社会資源を見いだし，疾病により失いかけている，患者の「こうしたい」という思いを叶えることにあると考える．

〔住吉美香〕

文献

1) 厚生労働省：「身体障害者障害程度等級表の解説（身体障害認定基準）について」の一部改正について．
　http://www.mhlw.go.jp/file/06-Seisakujouhou-12200000-Shakaiengokyokushougaihokenfukushibu/270218.pdf
2) 厚生労働省：指定難病．
　http://www.mhlw.go.jp/stf/seisakunitsuite/bunya/0000084783.html
3) 厚生労働省：難病対策．
　http://www.mhlw.go.jp/stf/seisakunitsuite/bunya/kenkou_iryou/kenkou_nanbyou/index.html
4) 日本年金機構：障害年金．
　http://www.nenkin.go.jp/service/jukyu/shougainenkin/jukyu-yoken/20150401-01.html
5) Solano JP et al：A comparison of symptom prevalence in far advanced cancer, AIDS, heart disease, chronic obstructive pulmonary disease and renal disease. J Pain Symptom Manage. 2006；31(1)：58-69.
6) 平原佐斗司：在宅医療の立場から．日本医師会雑誌．2017；146(5), 941-5.

J 心理士の役割

　2010年の報告[1]によると，コンサルテーション・リエゾン・サービスの視点において，心理士が期待される特性は「①不安，抑うつ，せん妄，認知症，緩和ケア，心理療法，精神薬理学，医療に関わる法律・倫理の問題などの知識，②個人ならびに他職種との協働・指導に関連するコミュニケーション能力，③生物・心理・社会的（包括的）なケースマネジメントの能力，端的で実効可能な助言，責任ある態度」と示されている．これを踏まえ，心疾患領域で最も心理職の参画が進んでいる心臓リハビリテーション領域において，今後「①幅広い志向性，②他者とのコミュニケーション能力，③他職種との協働性，④適切な自己表出性，⑤状態を客観的に分析できる研究能力」が将来的に求められるであろう，とも述べられている．これは心臓リハビリテーション領域に限らず，心疾患臨床に従事する心理士に共通して求められる特性である．

　本項では主に心不全緩和ケアチームにおける心理士の役割について述べる．しかし，その役割は心理士以外でも担うことは可能であり，心理士不在のチームであってもアセスメントとアプローチの際のヒントとして活用していただきたい．

1 ― 精神症状，心理社会的問題の評価：アセスメント

　精神科や心療内科に従事する心理士は，患者の訴えに対してさまざまな心理検査を組み合わせて，性格や思考の傾向，精神発達や知的機能の程度，疾患としての重症度などを精査していくほか，いかに患者のバックグラウンドに関する情報を細かく正確に収集できるかが重要となる．これは，心理士自身が個別面接などで聞き取りを行うほか，他の職種から共有される情報も合わせて判断する必要がある．

a. 精神症状の評価と精神疾患傾向の有無

　おそらく，循環器領域に従事する心理士が行う代表的な業務が，この精神症状の評価と精神疾患傾向の有無であろう．Patient Health Questionnaire-9（PHQ-9）やHospital Anxiety and Depression Scale（HADS）などの自記式心理検査や，Structured Clinical Interview for DSM-Ⅳ（SCID）やGRID-Hamilton Depression Rating Scale（Grid-HAMD）などの構造化面接法などを用いて，抑うつや不安症状の重症度評価を行い，精神疾患としての要件を満たすレベルであるかどうかを判定していく．その結果，疑い～軽症レベルと判断されれば，後述する3.や4.の対応に移行する．また中等症以上の精神疾患の可能性が高いと判断される場合は，後述する5.の対応を行う．

b. 知能や精神発達などの評価

　実は，循環器領域に従事する医療者に意外と知られていない心理士の特長が知能や精神発達の評価である．心理士養成課程の中で，この分野は医学教育よりも大きな比重で修学するため，実は上記a.よりも得意とする心理士は多い．

　心不全臨床において，易怒性や医療者への過度な依存，暴言や粗暴行為，食事や服薬のアドヒアランスの低さ，疾病教育の効果が乏しいなどの問題が散見される．これらの問題は「患者のキャラクター」で整理され，十分な対応がとられていない，もしくは不適切な対応によって問題が増悪することがある．一方で，精神科リエゾンチームなどにコンサルテーションを依頼しても，向精神薬や睡眠薬の推奨に留まることも少なくない．実は，これらの問題には「医学モデル以外」の部分が関与していることが大きい．その代表例が知的機能（知能）や精神発達である．人間の知的な能力は「言語性」と「動作性」に大別でき[2]，その指数はintelligence quotient（IQ）として一般的に知られている．例えばこの「言語性IQ」が低い場合，主治医の病状説明や医療者の疾病教育が十分に理解できず，疾病のセルフケアに支障をきたす．この状況が続くと，医療者と患者本人の双方にストレスを生み，お互い信頼関係に悪影響を及ぼし，治療そのものから離脱してしまうこともある．これは精神発達にも同様のことがいえ，児童・思春期頃の精神発達段階の成人心不全患者に対して，「大人として当たり前の振る舞い」を求めることは，患者・医療者の双方にとって良い治療経過は生まない．したがって，心不全治療を適切に進める上で，知能や精神発達の評価は重要であり，チームの一員として心理士の果たす役割は大きい．

c. 成育環境，家族内の関係性などの社会的背景の評価

　精神疾患や知能，精神発達の評価において，患者のバックグラウンド（生活史）を知ることは非常に重要である．出生地はどこか，生育地はどこか，学歴や職歴はどのような経過をたどっているか（就学歴は何年か），家族の仲はどうか，友人は多いか，部活はしていたか，趣味はあるか，など，細かく列挙すると際限ないが，これらの情報は心理アセスメントの要といっても過言ではない．精神症状，心理社会的な問題に対して適切な対応策を検討する上で，心理検査や構造化面接法だけで評価することはできない．あくまでも心理検査や構造化面接法は「場面」を切り取る評価であり，患者の長い人生そのものを理解することはできない．社会的背景を正確に把握し，適切な心不全の治療や療養環境を整えるためにも，これらの情報は議論の基礎となる重要な要素である．

2 ─ 主治医チームや専門職チームなどとの情報共有：多職種とのコミュニケーション

　上記1.でも述べたとおり，多職種の持ち寄った情報とともに統合し，患者の症状緩和や疾患療養に活かさなければならない．そのためには，医療者間の円滑なコミュニケーションを促進することが重要である．心理士は，専門教育の中でカウンセリングなどの対人援助に関する知

識や技法を多く学ぶ．これらのコミュニケーション技法をチームで共有し活用することによって，不必要な衝突（conflict）を回避し，より密度の高い情報共有につながる．心不全臨床に従事する心理士には，ぜひsocial skills training（SST）やcommunication skills training（CST）などの集団心理療法の知識や技術を多職種カンファレンスにも応用してもらいたい．

3 ― 多職種と協働して精神症状，心理社会的問題の軽減を図る：間接的アプローチ

　心不全緩和ケアチームに心理士が参画する場合，多くの場合は1人のみとなることが想定される．実際，筆者も国立循環器病研究センターの循環器緩和ケアチームに参画する唯一の心理士である．すると，すべての心不全患者の精神症状や心理社会的問題に心理士1人で対応することは現実的に不可能である．循環器疾患の治療には多くの専門医療職が関わっており，精神症状や心理社会的問題の軽減や解決についても多職種と協働するほうが効果的・効率的である．実はこれは特別な取り組みではなく，精神症状や心理社会的問題とその解決策について多職種と情報共有し，各職種が自らの責務を全うする，という各職種の日常業務の一部なのである．

4 ― 心理教育や個別面接などを用いる：直接的アプローチ

　すでに心疾患領域に従事する心理士は，この直接的な心理アプローチを同領域および心疾患患者に実施することが，いかに難しいかを実感としてもっているかと思う．これは，今日の心疾患臨床において心理アプローチを実施することは想定されていないため，心理アプローチを行うための準備や手続きから始めなければならないからである．そのため，心不全緩和ケアチームの一員として参画する心理士は，上記の1～3項に注力するほうが現実的かと思う．その上で，もし種々の事情に恵まれ低強度～中等度の心理療法なども試行した場合には，学会発表などの機会を通じて積極的に成功体験を領域全体に共有していただきたい．

5 ― 精神科や心療内科などの専門診療科との連携：コンサルテーションおよびリファー

　心不全患者が精神症状や心理社会的問題が生じた際，全例もれなく精神科や心療内科などの専門診療科へリファーすることは理想の一つかもしれない．しかし，総合病院精神科医が年々減少し，うつ病についても段階的治療が推奨されている[3]時代の中で，心疾患臨床でできる限りのことはしなければならないのが現状である．そのためには，専門診療科との良好な関係づくりが重要である．

　精神症状や心理社会的問題に関する各種評価に基づいて「診断」を行うのは，精神科医や心療内科医の重要な役割の一つである．心不全緩和ケアチームの心理士は，この「診断の出入り口を適切に管理する」ことも重要な役割の一つである．

　「診断」にはさまざまな情報が必要となる．そのため，精神科医や心療内科医が診断する上

で必要な情報を揃えておくことは，円滑な診断につながるだけでなく，診断する医師の負担軽減にもなる．これをここでは「診断の入口の管理」と呼びたい．

さらに，「診断」を行った精神科医や心療内科医が必ずしも継続して治療に携われるわけではない．そのため医師の診断内容を多職種と共有（通訳）し，多職種で協働のための橋渡しをすることも心理士の重要な役割である．これを「診断の出口の管理」と呼びたい．

つまり，精神科医や心療内科医には「診断と治療指針」を示すことに注力してもらい，その前後で必要となるフォローについては心不全緩和ケアチームの心理士が担うべきだと筆者は考えている．

〔庵地雄太〕

文献

1) 石原俊一：パネルディスカッション2 心臓リハビリテーションにおける臨床心理士の活用．心臓リハビリテーション．2010；15(1)，69-71．
2) David Wechsler：WAIS-III成人知能検査法：日本版．日本版WAIS-III刊行委員会訳編著，p.6-8，日本文化科学社，2006．
3) National Institute for Health and Care Excellence：Clinical guideline [CG90] Depression in adults. https://www.nice.org.uk/guidance/cg90

3章

チームで実践する意思決定支援とチーム内の合意形成

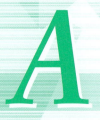 意思決定支援と合意形成

はじめに

　緩和ケアの目指すゴールは何だろうか？　全人的苦痛の緩和によるQOLの改善であることは，言うまでもない．しかし，対象である人間の苦痛のありようは多様であると同時に，難治性である場合が多い．さらに，その人にとって人生や生活において大切にしたい価値観は異なるため，症状緩和やQOLの改善のための目標には，個別性がある．

　したがって，緩和ケアのゴールは，患者の大切にしている価値観に基づく治療やケアに対する意向を共有し，その実現のために医療者と患者・家族が患者の最善の利益について合意形成していくプロセスであるととらえることができるのではないだろうか．

　人生の最終段階における医療に関する選択は，回復が見込めない中での選択を余儀なくされるため，合意形成のプロセスにおいて，医療者同士，患者・医療者，患者・家族間など関係者間でさまざまな価値の対立が起こり，葛藤や苦悩がつきまとい，意思決定に揺れる場合が多い．そのため，患者・家族と多職種チームが対話を基盤とした話し合いを継続的に行い，合意形成を行っていくことが重要となる．

　そこで，本項では，チームで実践する意思決定支援と合意形成のプロセスの意義と方法について，慢性心不全の特徴を含めて概説する．

1 ─ 慢性心不全における意思決定支援の特徴とアドバンス・ケア・プランニングの意義

　慢性心不全の病みの軌跡は，増悪と寛解を繰り返しながら，最期は比較的急速であることが知られているが，急性増悪期のどこが最期のポイントであるか予測がつかないことが特徴である．最期に至るまでの経過は，心不全患者のほとんどは，不可逆的なポンプ不全により症状が増悪していくと考えられている[1]が，不整脈で急激に最期を迎える場合や併存疾患に伴い増悪する場合など，最期に至るまでの経過には個別性があり限界がある．そのため，医療者が終末期の病状説明のタイミングだと思った時点では，患者の苦痛が強いあるいは患者の意思決定能力が低下した状態となる場合が多く，患者の自律性を尊重した意思決定支援が難しいことも多く経験される．

　このような理由から慢性心不全における意思決定のアプローチとして，アドバンス・ケア・プランニング advance care planning（ACP）が推奨されている[2]．ACPとは，将来の身体機能の低下や意思決定能力の低下を見据えて，前もって人生の最終段階における治療・ケア・療養

生活について，患者，家族，医療者などの関係者がともに話し合い，患者の望む生き方を尊重したケアを立案していくプロセスであり，患者・家族のQOLを高めるために必要な意思決定支援の一つである．慢性心不全のACPのエビデンスや体系化された方法論は，明らかにされていないが，慢性心不全患者を含めたランダム化比較試験において，ACP群では患者の意向が尊重され，遺族のうつや不安を示す割合が少なく，満足度が高いことが明らかになっており[3]，推進が望まれる．

2 ― 慢性心不全における意思決定支援と合意形成をどのように進めていくべきか

a. 意思決定支援の時期

慢性心不全におけるACPは，がんとは異なり，臨床経過に突然の変化を含んでおり，その病期により治療の選択肢は異なる．そのため，病状変化に基づいて何が患者にとって最善なのかを継続的に話し合うことが推奨されている．

具体的な話し合いの時期は，将来に予測される出来事に対する恐怖や不安を和らげるための心理的準備として1年ごとの定期外来での振り返りと病状の変化やQOLの低下などの分岐点となる時期に継続的に行うことが推奨されている．これに加えて，筆者は，初回入院時にもACPの動機付けを行うことが望ましいと考える．その理由として，予後に対するコミュニケーションに関する慢性心不全患者のニーズは，病気の初期の段階であることが明らかになっていること[2]があげられる．筆者の経験においても，初回入院時から一般的な心不全の病みの軌跡を説明し，もしものときのことについて考えておく必要性について教育を行うことで，「将来について考えるきっかけになった」「再発予防のための動機付けになった」などの肯定的な反応が多く聞かれていることから，初回入院時にも退院前の心身の安定した時期を目途に，患者教育の一環として病棟看護師を中心にACPの動機付けを行うことが望ましいと考える．

b. 治療の選択肢の提示の際の留意点

心臓移植など特定の患者に行われる治療法やStage Dの治療についての話し合いの際には，患者の生存以外の結果として，重大な有害事象，自立性，身体機能，患者と家族のQOLを含むさまざまな予測される結果を含んだ選択肢の提示を行い，患者と家族の価値観，意向，希望に見合うものを選択できるように支援する必要がある．特に，強心薬の使用，腎代替療法，挿管などの依存する可能性のある治療については，一時的であることが予測される場合においても，開始前に治療選択の有無を慎重に検討し，説明を行う必要がある．さらに，**表3-A-1**の治療は，QOLに影響する可能性が高いため，選択肢の提示の際に留意すべきである[2]．

c. ACPを行う際のコミュニケーションと合意形成の進め方

心不全患者の予後や死の可能性についてのコミュニケーションは，オープンで正確な情報を望んでいるというニーズ[4-6]がある．その一方で，5人に1人の患者は悪い知らせを聞きたいと

表3-A-1 選択肢の提示の際に留意が必要な治療

治療	説明の際の留意点
植込型除細動器（ICD）	突然死のリスクは減少するが，不適切作動による苦痛や入院リスクが増加する
腎代替療法	進行した心不全患者，他の合併症やフレイルを有する高齢患者では，患者の苦痛が増加し，生命予後を延長させないことが示唆されるため，予後とQOLについての話を行うべきである
緩和ケア	Stage Cの時点から選択肢について話しておくべきである
予期しない出来事に対する延命治療の選択	心肺蘇生，挿管，人工栄養，ICDの非作動，集中治療室の搬送などの延命治療の選択は，1年ごとの心不全の見直しの中で行う

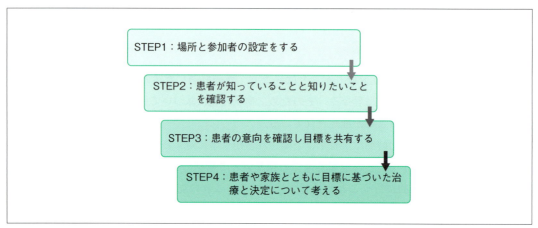

図3-A-1 ACPの4つのステップ

は思わず，医学的な決定は家族にしてもらいたいと考えている[7,8]ため，伝えることが心理的な侵襲となり，未来に絶望する可能性がある．そのため，患者の意思決定パターンを尊重し，絶望ではなく希望を保証し，やがてくる人生の最終段階に自分らしく生きることが考えられるようにコミュニケーションを図っていくことが重要である．末期心不全患者のACPを行う際の効果的なアプローチは，図3-A-1の4つのステップに沿って段階的に行うことが推奨されている[2]．この4ステップは，複雑なコミュニケーションの要素を分類し，意思決定を効果的に行うために開発されたものであり，進め方の指針として参考になる．

各ステップにおけるコミュニケーション戦略のポイントを表3-A-2に示す．

全体として留意しておきたい点は，終末期医療に関する意思決定は，患者の不安，恐怖，ストレスやコントロール感の喪失などの複雑な感情刺激をもたらすことで，心身の状態が不安定である場合，認知情報が正しく処理されないことがある[9]．そのため，心身の安定した時期に実施することを前提とする必要がある．また，STEP2の段階においては，医療者からの情報提供を先に行うのではなく，まず，患者と家族に対して知っていることと知りたいことを尋ねることが推奨されている[10,11]．患者の希望を評価する唯一の方法はまず尋ねることであり，尋ねることは，患者にコントロール感を与え，共同意思決定支援の基本的信頼を生み出すことにつながる．したがって，予後と目標についてのコミュニケーションのための有用な方法として

表3-A-2　各ステップにおけるコミュニケーション戦略のポイント

ACPの段階	コミュニケーションの戦略のポイント
STEP1	・誰が参加しなければならないかを決定し，適切な医療者の全員が参加していることを確認する
STEP2	・患者/家族が病状経過や治療についてどのように理解しているか，不安や気がかりなことはないか尋ねる ・一般的な心不全の病みの軌跡を理解していない場合には，病みの軌跡図を用いて経過を説明する ・増悪と寛解を繰り返す臨床経過から，患者はもしものときのことを現実的に考えられない場合が少なからずみられるため，これまでの入院経験を振り返りながら，患者の病期について誤解や疑問を確認しながら共有する ・今後も最善の治療は継続していくことを伝えた上で，病状が安定している時期から，もしものときのことについて考えることが必要であることを伝える ・患者/家族に伝達した情報を再度繰り返すかどうか尋ねる
STEP3	・患者にとって何が最も重要であるかを判断するために，患者の価値観の理解をするためのオープンエンドの質問（開かれた質問）をする ・意向がどのような背景で形成されたのか，過去・現在・未来の時間軸に沿って深く把握する ・目標共有の際には，心不全患者はどれくらい上手く生きるかについて関心が向いているため，QOLについて議論する
STEP4	・共有した目標に基づいて患者にとって最善の利益となる治療やケアの選択について医療者と患者・家族が意見をすり合わせる ・そのときどきの状況に応じて何が最善の選択か検討することが望ましいことを説明し，継続的な話し合いの必要性を伝える

推奨されているAsk-Tell-Askアプローチ[2]を話し合いの導入において活用することが望ましい．

3 ─ チームで実践する意思決定支援と合意形成

　終末期医療に関する意思決定支援においては，治療による治癒が見込めない状況であるため，「医学的最善」が「患者にとって最善」であるとは限らないこと，「医学的無益」なことが「患者にとって無益」であるとは限らないこと，そして，「患者の意向」が必ずしも「患者にとって最善の選択肢」とは限らないことを認識しておかなければならない．したがって，患者にとって何が最善の選択になるのかを，医学的な判断，患者の意向，周囲の状況（家族の意向や療養場所の状況など），QOLといった倫理的な観点から，多職種チームで情報共有し合意形成することが望ましい．

　例えば，強心薬離脱困難な末期心不全患者が自宅に帰りたいと強く希望している場合の例を考えてみよう．強心薬の持続点滴をしたまま在宅療養が難しい中で，自宅に帰りたいという患者の希望を叶えるために患者の苦痛が出現する可能性や命の長さと引き換えに強心薬を離脱することが最善なのか，緩和ケアの代替手段で対応できる状況なのか，患者の帰りたいという意向は患者を取り巻く状況を理解した上での発言なのか，帰りたいという意向の背景にどのような思いや考えがあるのか（郵便物の整理のために帰りたい，孫に会いたいなど一時外出や家族との調整で実現可能なこともある），家族のサポートは得られるのか，社会資源の活用はどこまで可能かなどについて情報を得た上で，患者にとってQOLを改善するための最善の選択について合意形成していかなければならない．単独の職種では，情報に偏りが生まれ，よりよい

判断につながらない．また，得ている情報の質も異なる．したがって，人生の最終段階における意思決定支援においては，可能な限り主治医チームと緩和ケアチームが協働して合意形成することが望ましい．しかし，合意形成のプロセスにおいて，多職種間での合意形成が困難となる場合も少なからずある．その理由の一つに，各職種がもつ価値や信念によって，自身のもつ状況認識や考えが正しいと思い込み，多職種の話が聞けなくなり対話のプロセスが進まないことがある．各専門職は，それぞれ果たす役割が違うため，もっている知識が異なり，同じ（帰りたいという）「事実」でも専門性によって見方や大切にする価値観は異なる．緩和ケアの対象の抱える問題は多面的で，個々人の望む生のありようは異なる．専門職であるゆえの志向性が，多面的に物事を考える上での限界となっていることを各職種が認識するとともに，各職種の意見を尊重することが，患者にとってよりよい選択につながることを共通理解しておくことが重要である．そして，対立は避けられないこともあるため，対立が生じた場合の合意形成のあり方について理解しておくことも，患者にとってよりよい選択を検討していく上で重要となる．信念対立や倫理的問題に対する対応については次項に記載しているのでぜひ参照していただきたい．

〔高田弥寿子〕

文献

1) McIlvennan CK et al：Palliative care in patients with heart failure. BMJ. 2016；353：i1010.
2) Allen LA et al：Decision making in advanced heart failure：a scientific statement from the American Heart Association. Circulation. 2012；125(15)：1928-52.
3) Detering KM et al：The impact of advance care planning on end of life care in elderly patients：randomised controlled trial. BMJ. 2010；340：c1345.
4) Apatira L et al：Hope, truth, and preparing for death：perspectives of surrogate decision makers. Ann Intern Med. 2008；149(12)：861-8.
5) Golin CE et al：A prospective study of patient-physician communication about resuscitation. J Am Geriatr Soc. 2000；48(5 Suppl)：S52-60.
6) Caldwell PH et al：Preferences of patients with heart failure for prognosis communication. Can J Cardiol. 2007；23(10)：791-6.
7) Butow PN et al：Communicating prognosis to patients with metastatic disease：what do they really want to know? Support Care Cancer. 2002；10(2)：161-8.
8) Finucane TE：Care of patients nearing death：another view. J Am Geriatr Soc. 2002；50(3)：551-3.
9) Knight SJ et al：Processes of adjustment to end-of-life losses：a reintegration model. J Palliat Med. 2007；10(5)：1190-8.
10) Back AL et al：Approaching difficult communication tasks in oncology. CA Cancer J Clin. 2005；55(3)：164-77.
11) Goodlin SJ et al：Communication and decision-making about prognosis in heart failure care. J Card Fail. 2008；14(2)：106-13.

B 合意形成の手段としての信念対立解明アプローチ

1 ― 信念対立解明アプローチのエッセンス

　信念対立解明アプローチ dissolution approach for belief conflict（DAB）とは，信念対立という問題を克服するために体系化された哲学的実践論である[1]．DABは，異なる意見をもつ他者に対して寛容になり，多様な意見を尊重しながらコラボレーションできる可能性を高める．チームワークは合意形成を手段としており，DABはそれを促進すると期待できる．

　DABの基本思考の一つは「目的と状況に応じてあらゆる方法を活用する」というものである[1]．これは，緩和ケアチームを含むあらゆる実践に通底する原理原則である．DABでは信念対立が生じ，合意形成が困難になったり，それが予見されるときは，目的と状況を明確にし，チームの目的を達成するために適した方法を試行することになる．

　DABの原理原則は現象学，プラグマティズム，構造構成主義，禅などの諸哲学から導かれている．これらの哲学は，信念対立を克服するためにどうすれば共通了解可能性（合意形成）を確保できるか，を深く強く解き明かしている[2-4]．筆者の考えでは，これらの哲学は数千年の時を経て，DABの原理原則に終着する．

　DABは「目的と状況に応じてあらゆる方法を活用する」という基本思考を現実化するための技術を提供している[1]．信念対立は心理的問題を引き起こし，合意形成を困難にする問題である．DABはこうした問題に対応するためにさまざまな技術を実装している．そのうち，本項では感情調整スキルとコミュニケーションスキルにしぼって後述する．

2 ― 信念対立とは何か

　あらゆる方法は問題を解くために存在している[5]．方法の有効性は，問題に適したかたちで実行できるかどうかにかかってる[6]．したがって，DABによって合意形成するためには，信念対立という問題群の理解が欠かせない．

　では，信念対立とはどのような問題なのだろうか．

　結論からいうと，信念対立とは経験的に確信した事柄が通じない状態で生じる問題である[1]．例えば，患者が原因不明の慢性疼痛を訴えているのに，医療者が慢性疼痛が生じる医学的原因が見当たらないためにそれを軽視する，というのは信念対立の一種である（図3-B-1）．また，医師と看護師の間で患者対応について意見が分かれているならば，それも信念対立である．もちろん，チームで情報共有ができず，合意形成に支障が出るのも，信念対立である．

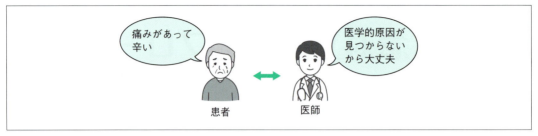

図3-B-1 信念対立の例

　信念対立は人間がいればどこでも生じる問題である．そうなる理由は「信念」に求められる．信念とは経験を通して確信した事柄全般（存在，意味，価値）を意味している[1]．例えば，今読者は目の前に本書があり，それが「ある」と固く信じて疑っていないと思うが，これは信念である．あるいは，日々の臨床経験を通して，患者の価値観を尊重する重要性を強く認識しているだろうが，これもまた信念である．このように，日常のさまざまな体験から確信されたあらゆる事柄が信念に含まれる．信念対立は人間がいれば，いつでもどこでも生じる問題であり，それをゼロにすることはできない．

　もちろん，信念対立は常に問題というわけではない[1]．信念対立があるからこそ，個人や組織の利点と欠点に気づき，成長と成熟につなげられる可能性があるからだ．しかし，多くの場合，信念対立は個人や組織にダメージを与える[1]．

　例えば，信念対立はチームワークの質の劣化に直結している．良質なチームワークには心理的安定性が欠かせない[7]．心理的安定性とは，チーム内で意見や価値観が食い違ったときに，批判，非難，批評などの攻撃を受けない，という意味である．信念対立は異なる意見，価値観の間で生じる確執であり，心理的安定性の成立を妨げる主な要因である．したがって，信念対立はチームワークの質の低下をもたらす．また，信念対立はストレス，バーンアウトが生じるリスクを向上させ，生活リズムが崩れたり，意欲を喪失したり，孤立を深めたりする問題がある[8-10]．例えば，医師が患者・家族からクレームを受けると何らかのストレスを感じるだろう．信念対立は抑うつにつながる心理的問題を促進する．さらに信念対立は，患者と医療者の信頼関係の構築を困難にし，共通目標の成立それ自体を阻害し，効果的な実践を困難にする[11-13]．例えば，患者が医師の説明に同意せず，医師も患者の希望にそえない場合，患者と医師が共通目標をもって治療を進めることは不可能だろうし，患者の協力を得られないために治療効果が減退するだろう．このように，信念対立は治療成績の低下に関連している．このように，信念対立が個人や組織に負の影響を与える可能性は高い．

3 ― 信念対立解明アプローチ

a. 合意形成の手段としてのDAB

　合意形成を一言で説明するのは困難であるものの，そのエッセンスを取り出すとそれは，多

様な意見を前提にしつつも，互いに納得できる意見を構成することである，と表せるだろう．つまり，合意形成は共通了解可能な意見をつくり出すプロセスであり，さまざまな立場の人が参加するチームワークを機能させるためには欠かせない営為であるといえる．

合意形成の方法としては，交渉術，リスクコミュニケーションなどさまざまなものがある．そのうち，DABは上述の信念対立の予防・低減で活用することができる．他の方法論に比べて，DABは合意形成プロセスで生じる信念対立を克服し，合意形成できる可能性を後押しするところに特徴がある．DABは合意形成が困難な事例に対して活用し，共通の目標を達成するための実践を促進する役割を担うことができる．

b. 感情調整スキル

1）なぜ感情調整が必要なのか

上述したように，信念対立が生じるとストレスやバーンアウトなどさまざまなネガティブな心理状態が引き起こされる．ネガティブな心理状態は臨床判断に負の影響を与える．例えば，ストレスを感じながら診療にあたると，患者が抱える問題のうち本質的に重要な部分を見落としやすくなり，他方で枝葉の問題にとらわれた臨床判断を下しやすくなることが指摘されている[14]．その結果として，評価・診断の精度が低下し，治療成績の低下につながることになる．ネガティブな心理状態は物事のとらえ方にバイアスを生み，誤った合意形成に至る可能性をもたらす．それゆえ，良質な合意形成を行うために，信念対立によって生じたネガティブな心理状態を改善させる対策が求められる．

2）DABにおける感情調整スキル

DABは「目的と状況に応じてあらゆる方法を活用する」という視点で実践するものである．臨床のチームワークで合意形成するという状況のもと，信念対立で生じたネガティブな心理状態の改善という目的を達成するために，本項ではマインドフルネスというスキルを紹介する．理由は，マインドフルネスは慣れれば忙しい臨床現場でもその都度活用しやすいこと，DABの解明とマインドフルネスの源流は同型であるため導入しやすいこと，があげられる[7]．

マインドフルネスとは，今この瞬間の感覚に強い注意を向けることである．例えば，呼吸しているときに到来する感覚に五感を注いでみる．また，ご飯を食べるときに，いつも以上にゆっくり噛んでじっくり味わってみる．このように，マインドフルネスは今まさに立ち現れている体験に強く五感を向ける状態を表しており，特別な道具を必要としないことから慣れれば日々の実践に活用しやすい．

マインドフルネスには大脳皮質の発達，ストレスや不安の軽減，免疫の向上，血圧やコレステロールの抑制などさまざまな効果が確認されている．また面白いことに，マインドフルネスはポジティブな心理状態に関与している脳活動を大幅に促進することも明らかになっている[15]．つまり，マインドフルネスには信念対立によって生じた心理的問題を改善する可能性があると考えられる．

具体的な方法として，簡便な呼吸法をお勧めしたい．信念対立でネガティブな心理状態が生じたり，それが予見できそうなときに，数秒でよいので深呼吸し，その感覚に注意を払ってほ

表3-B-1 信念が対立しているときに陥りがちなコミュニケーション

受動的コミュニケーション	納得できないまま、自分の意見や感情を押し殺し、相手の意見や感情を優先させる
攻撃的コミュニケーション	相手の意見への批判・否定・非難を行う
作為的コミュニケーション	その場では相手の意見や感情を優先させ、後で裏工作によって自分の主張を押し通す

表3-B-2 信念対立アプローチで用いる解明的コミュニケーション

①自分と相手の目的と状況を確認する
②自分と相手の目的と状況を共有する
③共有した目的を達成するための方法を選択・実行する

しい．本格的な呼吸法は落ちついた環境下で数分かけて行うが，実際の臨床現場でしんどいときにそれを行う余裕はない．マインドフルネスで最も重要なポイントは身体感覚に注意を強く向けることであるため，信念対立でイラついたり，不安を感じたときは大きく深呼吸し，そのプロセスに非常に強く注意を注ぐようにしてほしい．これを習慣化していけば，信念対立でざわついた心を静めやすくなり，より妥当な合意形成を促進できるだろう．

c. コミュニケーションスキル

1) なぜコミュニケーションスキルが必要なのか

意見の確執や感情の衝突などが生じると表3-B-1のようなコミュニケーションに陥りがちである[16]．これらは，信念対立すると素朴に採用しやすいコミュニケーションであるものの，いずれのパターンでも緊張の高まった関係を解消することはできない[16]．合意形成を促進するためには，上記のいずれにも該当しないコミュニケーションスキルを理解しておく必要がある．

2) DABにおけるコミュニケーションスキル

非常に重要なことであるため繰り返すが，DABの基本思考は「目的と状況に応じてあらゆる方法を活用する」である．これは，信念対立の克服をめがける哲学のエッセンスを具体化したものであり，この問題を解き明かすためには必要不可欠である．DABのコミュニケーションスキルは，この思考法を思考，感情の伝達に結び付けたものになる（表3-B-2）．ここではこれを解明的コミュニケーションと呼ぶ．

表3-B-2について，まず①の実践を解説する．例えば，患者と家族の意見が食い違っていたら，互いがそれぞれ何を意図しているのか，どのように物事を認識しているのか，を確認することになる．それには「理解したいので，もう少し説明していただけませんか？」とか「何があったのかを具体的に教えていただけませんか？」などの問いかけが役立つかもしれない．あるいは，医療者が自身に対して「患者あるいはご家族は何を求めているのか？」「今の状況をどうとらえているのだろうか？」などと問うことによって内省を深めてもよい．

次に②の実践であるが，信念対立中は往々にして，目的のありようや状況のとらえ方がずれ

ている．しかし，その中にお互いに妥協したり，納得できたりする目的や状況というものがある．②の実践ではそこに注意を向けながら，共通の目標，状況の共有を進めていく．例えば「お互いに意見は違うけども，目指しているところは一緒ではないか？」「〇〇については合意できる目標だと思うのですが，いかがですか？」などと問うてもよいだろう．

最後に③の実践である．例えば，医師と薬剤師の間で情報共有が上手くできていないという共通の状況認識があり，今後はもっと情報共有していきたいという共通の目標があれば，これを達成するためにどのような方法が役立ちそうかを話しあうとよい．その際，合意形成を促進するために「情報共有するという目的を達成するためには〇〇という方法がよさそうではないか？」とか「共通目標は情報共有だから，〇〇というやり方でどうだろうか？」などのように目的と方法をセットで問いかけ合うとよいだろう．もし突拍子もない方法が出てきたら，「目的に適っているか？」「状況にあっているか？」を問い，方法を修正すると合意形成しやすいだろう．

こうした実践の具体例として，治療関係における信念対立とその解消を紹介する[17]．ある現場で，理学療法士が慢性閉塞性肺疾患（COPD）患者に離床を促したところ，身体活動に対する認識のギャップがあったために合意形成ができず，適切な理学療法を実施できなかった．この事例に対してDABを適用したところ，理学療法士は「対象者の成果の改善」を目的にしていたが，患者は「しんどいことはしたくない」という関心があることがわかった．そこで理学療法士はDABの観点から「しんどいことは行わずに，しんどいことを減らしていく」という共通目標を提示したところ，患者もそれに同意したため，その共通目標を達成するための具体的方法として「リハビリテーション実施時間以外に，呼吸困難が生じない程度に離床を行う」ことを提案した．その翌日から患者は自らスケジュールを決めて離床するようになった．また日中はデイルームで趣味の読書を行うようになった．身体活動量の増加に伴って患者の状態も改善し，最終的に自宅へと退院した．

このような解明的コミュニケーションを実行できるようになるためには，まず自身のコミュニケーションパターンについて理解を深める必要がある．信念対立を超えて合意形成したい人は，1日の終わりに自身の臨床を振り返り，①受動的コミュニケーション，②攻撃的コミュニケーション，③作為的コミュニケーション，④解明的コミュニケーション，のうちどれを主に実行していたかと問うてほしい．その上で，解明的コミュニケーションを増やすにはどうしたらよいかを考えてもらいたい．最初はわずらわしいかもしれないが，これを繰り返しているうちにDABを実行しやすくなっているだろう．

おわりに

本項では，合意形成としての信念対立解明アプローチについて論じてきた．信念対立解明アプローチは「目的と状況に応じてあらゆる方法を活用する」という原理原則を尊重する哲学的実践論であり，その実践は極めて柔軟である．今回は感情調整スキルとコミュニケーションスキルを中心に概説してきたが，これらの方法で対応できない信念対立もある．読者がそうした問題に遭遇したときは成書にあたってほしい．

〔京極　真〕

文献

1) 京極真:医療関係者のための信念対立解明アプローチ コミュニケーションスキル入門. 誠信書房, 2011.
2) 竹田青嗣:現象学は思考の原理である. 筑摩書房, 2004.
3) James W(桝田啓三郎訳):プラグマティズム. 岩波書店, 1957.
4) 西條剛央:構造構成主義とは何か 次世代人間科学の原理. 北大路書房, 2005.
5) 西條剛央:人を助けるすんごい仕組み ボランティア経験のない僕が, 日本最大級の支援組織をどうつくったのか. ダイヤモンド社, 2012.
6) 京極真:医療関係者のためのトラブル対応術 信念対立解明アプローチ入門. 誠信書房, 2014.
7) Edmondson A:Psychological safety and learning behavior in work teams. Administrative Science Quarterly. 1999;44(2):350-83.
8) Oogihsi T et al:An analysis of the structural relationship between job stress, coping, belief conflict, and occupational dysfunction in healthcare workers involved in dialysis treatment. PsyArXiv. 13 Mar. 2017.
9) Kyougoku M et al:Development of the Assessment of Belief Conflict in Relationship-14 (ABCR-14). PLoS ONE. 2015;10(8):e0129349.
10) Kyougoku M et al:The influence of belief conflict on stress and burnout syndrome in healthcare workers:using structural equation modeling in a cross-sectional study. PeerJ PrePrints. 2015;e809v1.
11) 河野崇ほか:回復期リハビリテーション病棟に入院する患者が作業療法士に対して抱く信念対立と対処法の構造. 作業療法. 2015;34(5):530-40.
12) 古桧山建吾ほか:理論に根ざした実践で生じる信念対立の問題解明—複線径路・等至性モデルを用いて—. 日本臨床作業療法研究. 2016;3:10-6.
13) 多田哲也ほか:ハンドセラピィを受ける患者が体験する信念対立. 日本臨床作業療法研究. 2017;4:31-6.
14) McConnell MM et al:The role of emotion in the learning and transfer of clinical skills and knowledge. Acad Med. 2012;87(10):1316-22.
15) Davidson RJ et al:Alterations in brain and immune function produced by mindfulness meditation. Psychosom Med. 2003;65(4):564-70.
16) 森田ゆり:多様性トレーニングガイド 人権啓発参加型学習の理論と実践. 部落解放人権研究所, 2000.
17) 米元佑太ほか:信念対立解明アプローチによって治療関係が改善し身体活動量が向上した慢性閉塞性肺疾患症例. 理学療法科学. 2015;30(3):483-7.

C 合意形成における臨床倫理

はじめに

「臨床倫理」という言葉から何を連想されるであろうか．「医の倫理綱領」や「医師の職業倫理指針」などに示される，プロフェッショナルとしての心得のようなものを想像される方も多いのではないかと思われる．しかしながら実際には，臨床現場における答えのない倫理的ジレンマについて合理的に判断するための，実用的な「道具」であるとされている[1]．

現代の医療では，患者の自己決定権が尊重される．さらに近年，チーム医療の重要性が認識されるようになり，医師が独断で治療方針を決める時代は過ぎ去った．これらは患者中心の医療が行われる上で好ましい反面，さまざまな信念を有する患者・家族，および医療従事者間に意見の対立が生じる原因と考えることもできる．また，次々と登場する高度なデバイスや，心臓移植，補助人工心臓などの起死回生ともいえる治療手段の存在が，意思決定をさらに複雑にしている．だが，どれだけ治療法が進歩したとしても永遠に死を避け続けることはできない．超高齢化社会を迎え，心不全診療においても終末期医療というテーマがクローズアップされている．病院や高齢者施設，在宅など，終末期を過ごす場所がどこであれ，そこには治療の差し控えや延命治療の中止などに関する倫理的ジレンマが必ず存在する．安楽死の議論にも通じる非常にセンシティブな問題が含まれるが，われわれはこれを避けて通ることはできず，時間内に結論を出すことを迫られる．

ここでは，心不全緩和ケアチームが倫理的ジレンマに直面した場合に判断の助けとなる臨床倫理の考え方について解説するが，理論的なことは最小限にとどめ，臨床倫理という道具をどのように使えばよいのか，症例をもとに考えてみたいと思う．その上で興味の湧いた方には成書を紐解くか，臨床倫理のセミナー等に参加してみることをお勧めする．

1 — 倫理理論という道具

倫理的ジレンマに直面したとき，合理的に考えるためにはどうすればよいだろうか．倫理理論に「直観」という言葉がある．「直観」とは，行為や制度について倫理的評価を行う際に，推論（倫理的思考）という過程を経ることなくただちに判断が生じることを指し[1]，倫理的問題について考えるには「直観」だけで十分という考え方がある．しかしながら，異なる直観同士が衝突する場合には，どちらの「直観」に従うべきであろうか．臨床における倫理的ジレンマはまさにこの「直観」同士が衝突した状況ともいえ，これを「経験」や「常識」などによって理論を用いず場当たり的に解決しようとすると，判断の一貫性を保つことが難しくなるとされてい

る[1].そこで倫理理論という道具を用いることによって,何が倫理的に問題なのかを明確にすることができ,個々の判断や行動を正当化するための根拠を提供してくれるとされている[1].

2 — 医療倫理の四原則

ある判断や行動が倫理的に正しいか否かは,それらがもっともな理由に支えられているかを考えてみればよいとされ,これを道徳的正当化と呼ぶ.「もっともな理由」は判断や行動を支える理論や原則を明らかにすることによって得られる.この場合の原則とは,「他の多くの道徳的規準および判断の基礎となる根本的な行動基準」であり,「意のままに無視できるような経験則ではないが,絶対的な拘束力をもつものでもなく,他の原則と対立しない限り常に拘束力をもつ一応の義務である」とされている.原則に訴えて医療や健康政策における倫理問題を解決しようとする方法を原則中心主義といい,医療倫理においては以下の四原則が提唱されている[1].

a. 自律尊重原則 「自律的な患者の意思決定を尊重せよ」

単に患者に決定の自由を与えるだけではなく,必要ならば患者の自己決定を助けることも含まれる.①真実を語れ,②他人のプライバシーを尊重せよ,③守秘情報を保護せよ,④侵襲のための同意を得よ,⑤依頼を受けた場合は,他人が重要な決定を下す援助をせよ,といった道徳規則を支持する[1].具体的には,守秘義務やインフォームドコンセントはこの原則によって支持されている.

b. 無危害原則 「患者に危害を及ぼすのを避けよ」

危害を加えない責務だけでなく,危害のリスクを負わせない責務を含む.これらの責務は,医療従事者に注意義務がある場合に限って課されている.①殺すな,②苦痛や苦悩を引き起こすな,③能力を奪うな,④不快を引き起こすな,⑤他人の人生からよいものを奪うな,などの道徳規則を支持する.

c. 善行(与益)原則 「患者に利益をもたらせ」

他人の利益のために行為すべきという道徳的責務であり,最善の結果をもたらすために,利益と害悪を比較考量することを含む.この原則は,①他人の権利を保護・擁護せよ,②他人に危害が及ぶのを防げ,③他人に危害をもたらすと考えられる条件を取り除け,④障碍者を援助せよ,⑤危機に瀕した人を救助せよ,などの道徳規則を支持する.

d. 正義(公正)原則 「利益と負担を公平に配分せよ」

社会的な利益と負担は正義の要求と一致するように配分されなければならない.形式的には,「等しいものは等しいように,等しくないものは等しくないように,扱わなければならない」というものであり,実質的には,①各人に平等な配分をすることを要求する,②各人の必要や努力,貢献,功績の大きさに応じて配分することを要求する,自由な市場取引に配分をゆ

3 ― ジョンセンらの四分割表

　心不全緩和ケアチームが判断の難しい倫理的ジレンマに直面する事例では，これらの四原則のいずれか同士，あるいは複数間に対立が生じている状況が考えられ，このような事例に対処するためビーチャムBeauchampらは，原則に限定を付けることで対立を解消する方法(特定化)や，対立する原則の相対的な重みと強さについて，どちらの原則がより重要かを熟考する方法(比較考量)などをあげている．他にも原則の優先順位を設定する方法や，これらを組み合わせた方法などが提唱されているが[1]，人によって尊重される原則が異なるなどの反論もあり，四原則だけでは具体的な行為指針を導くことが困難だとして，ジョンセンJonsenらは具体的なケースに解決の糸口を求める決疑論casuistryの立場をとっている．決疑論では，まず直面しているケースを詳細に記述し，似たようなケースに対する対応の中から，最も類似する模範的なケースを選び出すことによって(類比的思考)，行為指針を導き出そうとする．具体的な検討法としては，個々のケースを①医学的適応medical indications，②患者の意向patient preferences，③QOL quality of life，④周囲の状況contextual featuresの4つに分類して情報を整理し，それぞれを評価して倫理的ジレンマを明確にした上で，規範的に分析・詳述するというプロセスを行う．情報を整理する際にはJonsenらの四分割表(**表3-C-1**)[2,3]がよく用いられるが，他にも臨床倫理検討シート[4]などが提唱されており，必ずしも四分割表を使わなければならないということではない．

　では，症例をもとに考えてみることにしよう．

表3-C-1　ジョンセンらの四分割表

医学的適応 medical indications	患者の意向 patient preferences
善行と無危害 1. 診断と予後 2. 治療目標の確認 3. 医学の効用とリスク 4. 無益性	自律尊重 1. 患者の判断能力と対応能力 2. インフォームド・コンセント 3. 治療の拒否 4. 事前の意思表示(リビング・ウィル) 5. 代理決定(代行判断と最善利益)
QOL quality of life	周囲の状況 contextual features
善行と無危害と評価 1. QOLの定義と評価 　(身体，心理，社会的側面，スピリチュアル) 2. だれがどのような基準で決めるか 　偏見の危険　何が患者にとって最善か 3. QOLに影響を及ぼす因子 4. 生命維持についての意思決定	忠実義務と公正・正義 1. 家族や他者の利益 2. 守秘義務 3. 経済的側面・公共の利益 4. 施設の方針，診療形態，研究教育 5. 法律，慣習，宗教 6. その他のあらゆる問題

(Jonsen AR et al：Clinical Ethics- A practical Approach to Ethical Decisions in Clinical Medicine (4th ed.)．McGraw-Hill, New York, 1998. より訳)

> **症例　50代女性，多発性骨髄腫，心アミロイドーシス**
>
> 　40代で多発性骨髄腫と診断され，化学療法を繰り返し受けてきたが，最近は治療効果がみられなくなっていた．心アミロイドーシスを合併しており，予後不良である旨の説明を受けていた．合併症による入院中に非持続性心室頻拍を認め，植込型除細動器 implantable cardioverter defibrillator（ICD）についての説明を受けたが，そのときには決めることができず回答を保留していた．退院後，自宅で心肺停止となり，ただちに家族による心肺蘇生が開始され救急受診．来院時は心室細動で，除細動が無効なため経皮的心肺補助 percutaneous cardiopulmonary support（PCPS）と大動脈内バルーンパンピング法 intra aortic balloon pumping（IABP）が開始され，その後，自己心拍再開した．
>
> 　人工呼吸管理となり集中治療室 intensive care unit（ICU）に入室．血行動態の回復は速やかで，翌日にはPCPSを離脱できたが，無尿が続き持続的血液濾過透析 continuous hemodiafiltration（CHDF）の開始が必要と考えられた．アミオダロンの持続点滴下であるが，たびたび心室頻拍が出現しカルディオバージョンを要する．病状説明の際，家族よりIABPの中止およびCHDFを開始しないでほしいという要望があり，急遽多職種によるカンファレンスが開かれた．
>
> **医師A**：もともと予後不良の疾患で化学療法の効果もなく，家族もそのように希望しておられることだし，CHDFを開始しないことについては問題ないですよね．
>
> **医師B**：IABPの中止はどうでしょうか．一度開始するとなかなかやめにくいですね．stormになったらどうしましょう．カルディオバージョンはいつまで続けますか．一度開始した生命維持治療を中止することは法的には問題ないのでしょうか．

　どちらもよくありがちな発言であるが，家族の雰囲気などその場の空気に合わせて場当たり的に結論を導くのではなく，まずは情報を整理してみよう．

a. 医学的適応

　医学的適応は倫理の四原則のうち，善行（与益）と無危害に関連している．医学的適応を検討する場合には，「この患者さんは高齢で認知症もあり，本人が理解できないから適応がない」というような評価者側の価値観に基づく判断ではなく，純粋に医学的な判断が求められる．医学的な適切さや，達成すべき生理学的な効果について検討を行ったのち，無益性の評価をあわせて行う．無益性＊は量的無益性と質的無益性に分類され，無益な介入は不適切な介入であるため行うべきではないと考えられるが，特に質的無益性は評価者の価値観による影響を受けやすく，評価に際して注意が必要である．介入が無益でないと判断されるならば，患者が介入によって害を避けながらどの程度利益を得ることができるかを検討する．

　この症例では，化学療法に抵抗性となっており予後不良と説明されていたが，具体的に予後

＊医学における無益とは，医療行為によって期待された目的を達成できないことを指す．無益性は量的無益と質的無益の二つの側面から評価される．量的無益とは，望まれる生理学的効果が期待できないことであり，これは科学的データや医療の専門的見解に依拠して判断される．一方，質的無益とは，生理学的な反応は期待できるが，患者にとって価値のある結果が得られないことであり，これにはQOLや費用対効果などの価値判断が含まれる．

はどれくらいだろうか．PCPSは離脱でき，血行動態的にはIABPも離脱可能と考えられた．無尿が続いておりCHDFを開始しなければ腎不全による死亡が予測されるが，骨髄腫腎によるもともとの腎機能障害に今回の心原性ショックによる腎障害が加わっており，CHDFを開始したとしても腎機能が回復するかどうかは現時点では予測不可能である．医学的にはCHDFの適応と判断されるが，質的無益性やQOLについての検討が必要であろう．ICDについては，患者の意向は保留の状態であったが，心室頻拍 ventricular tachycardia（VT）をコントロールできなければICDの医学的効果をあまり期待できない．原疾患の予後が12か月以内と予測される場合も同様と考えられる．

b. 患者の意向

　患者の意向は自律尊重原則に関連する．患者の意識がある場合にはインフォームドコンセントを適切に取得すればよいが，その場合でも，特に高齢者や終末期の患者では判断能力と同意能力について検討が必要である．本症例のように，患者本人の意向を直接確認できない場合にどうすべきかについては，人生の最終段階における医療の決定プロセスに関するガイドライン（以下プロセスガイドライン）[5]に記載されている．プロセスガイドラインには，生命維持治療を中止する基準のような個別の事象に対する具体的指針は記載されておらず，その名の通り，人生の最終段階における医療方針を決定する場合に実施すべきプロセスが述べられているのみである．裏を返せば，本人，家族等と多職種からなる医療・ケアチームによって適切なプロセスを経て決定された行動指針であれば，プロセスガイドラインによって支持されると考えてよいと思われる．プロセスガイドラインに沿って意思決定が行われることは，手続き的正義を満たすと考えることもできる．手続き的正義については医療倫理の教科書を参照していただきたい．

　患者の意思が確認できない場合，プロセスガイドラインでは家族等が患者の意思を推定できるかどうかによってプロセスが分かれている（**図3-C-1**）[5]．

> 　看護師と家族との会話から，IABPの中止とCHDFの差し控えの検討に参考とすべき次のような情報が得られた．
>
> **夫**：今後は積極的な治療を希望せず，ホスピスに入りたいと夫婦で話し合っていました．延命治療は本人が希望しないと思います．
>
> **娘A**：とっさのことだったので心臓マッサージを行ったのですが，母は延命治療を希望していなかったようなので，今考えると本当にやってよかったのかなと思っています．
>
> **娘B**：私は少しでも長生きしてほしいので，できることは何でもやってほしいと思います．どんな状態でも生きていてくれればそれでよいと思います．
>
> **娘C**：父や姉の話を聞くと，本人がつらい思いをするなら延命治療をやめたほうがよいとわかるのですが，なかなか決めることができません．本人の口からどうするか聞けたらよいのにと思います．
>
> 　プロセスガイドラインの解説編[6]によれば，家族等とは，今後，単身世帯が増えること

> も想定し，本人が信頼を寄せ，人生の最終段階の本人を支える存在であるとされており，法的な意味での親族関係のみを意味せず，より広い範囲の人（親しい友人等）を含み複数人存在することも考えられる．この症例では，プロセスガイドラインにおける家族等の要件を満たしており，家族によって患者の意思を推定できると判断された．

c. QOL

　この項目は，善行（与益），無危害，自律尊重の原則に関連する．本症例では，CHDFを行い腎機能が回復したとしても，多発性骨髄腫および心アミロイドーシスの進行を抑えることはできず，不整脈のコントロールも難しいと考えられた．現在の状態と予測される今後の状況からは，治療がQOL改善につながるとはいえないようである．鎮静と鎮痛は継続的に行われており，身体的苦痛に対しての緩和ケアは行われていると考えられる．QOLの判断には質的無益性が混入しやすいので注意が必要とされ，医療専門職の価値判断ではなく，あくまで患者の価値観や信念に基づいてQOLを評価しなければならない．

```
                        ┌──────────────────┐
                        │ 患者の意思の確認ができる │
                        └──────────────────┘
         (1) はい                              (2) いいえ
```

(1) はい
①患者の状態に応じた専門的な医学的検討を経て，医師等の医療従事者から適切な情報の提供と説明がなされた上で，患者と医療・ケアチームとが十分な話し合いを行い，患者本人が意思決定を行うことを基本とする．
②時間の経過，病状の変化，医学的評価の変更等に応じて，患者の意思が変化しうるものであることや，患者が自らの意思を伝えられない状態になる可能性があることから，医療・ケアチームにより，適切な情報の提供と説明を含めて，患者が自らの意思をその都度示し，伝えられるような支援が行われ，患者，家族等との話し合いが繰り返し行われることが必要である．
③このプロセスにおいて話し合った内容は，その都度，文書にまとめておくものとする．

(2) いいえ
患者の意思確認ができない場合には，次のような手順により，医療・ケアチームの中で慎重な判断を行う必要がある．
①家族等が患者の意思を推定できる場合には，その推定意思を尊重し，患者にとっての最善の方針をとることを基本とする．
②家族等が患者の意思を推定できない場合には，患者にとって何が最善であるかについて家族等と十分に話し合い，患者にとっての最善の方針をとることを基本とする．時間の経過，病状の変化，医学的評価の変更等に応じて，このプロセスを繰り返し行う．
③家族等がいない場合及び家族等が判断を医療・ケアチームに委ねる場合には，患者にとっての最善の方針をとることを基本とする．
④このプロセスにおいて話し合った内容は，その都度，文書にまとめておくものとする．

(3) 複数の専門家からなる話し合いの場の設置
上記(1)及び(2)の場合において，方針の決定に際し，
・医療・ケアチームの中で病態等により医療内容の決定が困難な場合
・患者と医療・ケアチームとの話し合いの中で，妥当で適切な医療内容についての合意が得られない場合
・家族等の中で意見がまとまらない場合や，医療・ケアチームとの話し合いの中で，妥当で適切な医療内容についての合意が得られない場合
等については，複数の専門家からなる話し合いの場を別途設置し，医療・ケアチーム以外の者を加えて，方針等についての検討及び助言を行うことが必要である．

図3-C-1　人生の最終段階における医療及びケアの方針の決定手続
（人生の最終段階における医療の決定プロセスに関するガイドライン　厚生労働省　平成19年5月（平成30年3月改訂）に基づき作成）

d. 周囲の状況

ここには家族の意向を含めて，周囲のあらゆる状況を記載する．家族の意向では，夫と娘Aさんは本人の意思を推定して治療の中止，差し控えを希望しているが，娘Bさんは治療の中止および差し控えに反対なのだろうか．娘Cさんも迷っている．具体的な行為指針を導くためには，もう少し追加情報が必要と思われる．

ここまで四分割表を用いて情報の整理を行った．われわれが日常診療で遭遇する倫理的問題は，一見すると症例ごとにまったく異なるように見えるが，いくつかのよくあるジレンマに分類することができる．この症例は，医学的に適応のある治療の差し控えを家族が希望しているケースに該当する．家族間の意見の不一致もみられる．倫理の四原則においては，自律尊重と善行（与益）の原則が対立しており，また，善行（与益）と無危害の原則間にも対立が生じていると考えることができる．

> **その後の経過**
>
> 看護師が娘BさんとCさんに，治療の中止や差し控えに同意できない理由を尋ねる機会が得られた．娘Bさんは，どんな形でも母親に生きていてほしいというのはBさん自身の欲求であり，母親が現在の状況で延命治療を望まないだろうということを，よく理解していた．娘Cさんも延命治療が母親のためではないと頭では理解できていたが，母親の死につながる決定を自ら行う決心がつかないと考えていた．母親から直接聞けたらよいのにという娘Cさんの発言を受け，スタッフは鎮静を中止して本人の意思を確認すべきかどうかを話し合った．その結果，①現在の状況で鎮静を中止することは本人に不必要な苦痛を与えることになる．②家族は本人の意思を可能な限り推定し，最善の方針について話し合ったことから，持続的鎮静を中止して本人の意思を確認することが本人にとって最善とはいえないと判断した．
>
> 娘BさんCさんの話を聞いた看護師は，2人とも治療の中止と差し控えに反対だと考えているわけではないが，患者の死後に心のケアが必要であると判断した．原則間の対立について比較考量を行い，本人と家族の物語（ナラティヴ）を検討した結果，多職種によるチーム全員が，本人の推定意思に従ったIABPの中止とCHDFの差し控えを支持した．
>
> その後，IABPは血行動態的に問題なく離脱でき，CHDFは差し控えられた．翌日，短い心室細動が繰り返し出現したのち，家族の見守る中，永眠された．医療チームは，本症例の経験を通してアドバンス・ケア・プランニングの重要性を再認識した．

おわりに

臨床倫理は現場のジレンマ解消のためのツールであるとはいえ，「ああ，この症例は自律尊重と善行の対立ですね，比較考量すると自律尊重が重いから，治療は差し控えですね．家族もそう希望していますし．」というような安易な決め方は医療従事者の態度としては残念であるし，臨床倫理もそのような使われ方を意図しているわけではないと思われる．医療従事者に

とって都合のよい結論が先にあり，後から倫理理論を利用してそれらを正当化するというような行為は慎むべきである．

では，臨床倫理的検討とは何をすることなのであろうか．清水は，「医療者は，倫理的ルールに照らして右か左か決めるというより，意見の食い違いを調整して，合意に至ることができないかと考える．相手の希望通りにするか，希望に沿えないかの二者択一ではなく，まずは相手を理解しようとする．また，相手の希望通りのことはどうしてもやるわけにはいかない場合でも，「それはできません」と言って終わりではなく，できないならば，どんな別の方法で相手が表出した希望の背後にある思いに応えられるかを考える．そこまでしてこそ臨床倫理といえよう．また，このように臨床倫理の検討を進める姿勢こそが，ここで相手の最善を目指そうとし，かつ相手を人として尊重しようとする倫理的態度に他ならないのである．」と述べている[7]．

患者と家族，ときには医療従事者が共有するナラティヴに注目して，落としどころを探ってゆく作業といえるかもしれない．それには最低限の臨床倫理の知識が必要となる．近年，臨床倫理を体系的に学ぶことができる機会が増えてきており，心不全緩和ケアチームもそのような機会を利用して臨床倫理を積極的に学ぶべきであろう．

〔琴岡憲彦，門岡康弘〕

文献

1) 赤林朗編：入門・医療倫理I．勁草書房，2015．
2) 白浜雅司：臨床倫理の討論．
   http://square.umin.ac.jp/masashi/discussion.html
3) Jonsen AR et al：Clinical Ethics- A practical Approach to Ethical Decisions in Clinical Medicine (4th ed.)．McGraw-Hill, New York, 1998．
4) 臨床倫理検討システム開発プロジェクト．
   http://www.l.u-tokyo.ac.jp/dls/cleth/tools/tools.html
5) 厚生労働省：人生の最終段階における医療の決定プロセスに関するガイドライン．2007年5月（改訂　2018年3月）．
6) 厚生労働省：人生の最終段階における医療の決定プロセスに関するガイドライン解説編終末期医療の決定プロセスのあり方に関する検討会．2007年5月（改訂　2018年3月）．
7) 清水哲郎：臨床倫理という営み．講義録・研究者になりたい人のための倫理―先端科学を中心に．p.41-52, 2006．

4章

チームの紹介

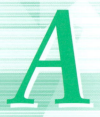

国立循環器病研究センター
―緩和ケア医のいない緩和ケアチーム―

1 ― 当センターの概要

　国立循環器病研究センターは，大阪府北部地域に位置する循環器病専門のナショナルセンターである．先進的な内科的・外科的治療の開発，研究および実践を通して，循環器病の究明と制圧を目指すことを施設の目標に掲げている．心臓移植も可能な施設であり，全国から循環器疾患の最先端治療を求めて数多くの難治性循環器疾患の紹介患者を受けている．診療科としては心血管系，脳血管系の内科および外科が中心となっており，重症心不全の入院患者数は極めて多い．基本的には積極的治療により病気を改善させることを目指して診療にあたっているが，現代医療には限界もあり，高度医療が適用にならない，あるいは治療不応の患者が多数存在するのも厳然たる事実である．循環器病制圧を大目標としている基盤から，いったん選択した積極的治療から撤退することに医療者，患者ともに抵抗感があり，症状緩和を中心とした治療が行われることは少なかった．しかし近年，医療の目的として生命予後を改善することに加え，患者の生活の質（QOL）を向上させることが重要視されており，当センターでも，高度医療水準を保ちながらQOLをも改善する医療が模索され始めている．難治性心不全患者を多数抱える当センターでは，このような患者に対してQOLを保つために最適な医療を提供すると同時に，今後の望ましい医療モデルを形成する必要性がある．このような背景から2013年9月，対象を循環器疾患に特化したものとしてはわが国ではじめて，当センターに緩和ケアチームを設立した．

2 ― 緩和ケアチームの設立

　当センターの緩和ケアチーム設立の経緯は，①循環器集中治療室 cardiac care unit（CCU）にて，救急搬送され治療される患者が十分な意思決定ができないまま重篤な状態になる現場で，侵襲的治療をどこまで行うのが適切か苦悩していたこと，②慢性心不全病棟で強心薬依存末期心不全患者に対する苦痛緩和のニーズ，が別々に認識されたことに端を発する．①では2012年1月より，まず心不全における緩和ケアの基本的知識を共有するため，病棟スタッフを中心とした有志からなる勉強会を開催することから始まった．心不全緩和ケアに関する日本の書籍がなかったため，英国の教科書，"Heart Failure and Palliative Care"を輪読し討論を交わすなどして基礎知識を培った．一方，②では慢性心不全の現場から緩和ケアの必要性を実感した看護師ががん緩和ケア専門施設で研鑽を積み，2012年6月「緩和ケア認定看護師資格」を

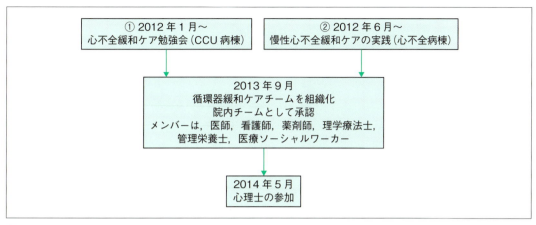

図4-A-1 緩和ケアチーム設立の過程

取得した上で，病棟で循環器科医師や麻酔科医師とともにスタッフへの知識普及と患者への実践を行った．①と②は対象となる疾病の状態は異なるものの目的は同一であり，行っている取り組みを統合し組織化することにより，病院レベルで効率的かつ質の高い医療提供が可能と考え病院幹部に相談，2013年9月「循環器緩和ケアチーム」承認の運びとなった．医師，看護師は上記活動の中心メンバーで構成し，薬剤師，理学療法士，管理栄養士，医療ソーシャルワーカー medical social worker（MSW）は各部門から選出され，緩和ケアチーム結成となった．当センターは循環器病専門病院であり，常勤の緩和ケア医，精神科医，心理士がいない．精神科医は非常勤医が週1回コンサルタントとして加入，心理士は2014年5月から非常勤にて週1回加入した（図4-A-1）．

3―チームの構成メンバー

　国内外のガイドラインでも記載されている通り，心不全診療はチームで行うことが極めて重要である．心不全，特に重症患者では，摂食不良，筋力低下がみられるとともに，メンタルヘルスの失調や睡眠障害が現れる頻度が多く，また金銭や家族関係など経済的・社会的問題を抱える患者も数多い．多種の薬剤が投与されるなか，腎機能低下がしばしば合併し，投薬調整に困難極める．数多くの倫理的な問題にも直面する．このような多面的な問題を解決するために医師，看護師だけでなく，薬剤師，管理栄養士，リハビリ専門職種，心理士，MSWがそれぞれの専門を活かした対応を行っている．
　当センター緩和ケアチームの構成メンバー，人数および役割は表4-A-1，図4-A-2の通りで，メンバーは全員，通常業務との兼任である．2018年度の診療報酬改定に伴い末期心不全患者が緩和ケアの対象に追加された．当院の緩和ケアチームは，循環器診療を主体とするチームであるため，チーム要件を満たさず，診療報酬の取得は困難であるが，患者のニーズを踏まえ，多職種チームでの活動を継続している．
　がんを対象とした通常の緩和ケアチームと異なり，緩和ケア専門医は不在である．移植医療

表4-A-1 緩和ケアチームのメンバー

医師	循環器専門医	2人
	移植医療専門医	1人
	麻酔科医*	1人
	精神科医**	1人
看護師	急性・重症患者看護専門看護師	1人
	緩和ケア認定看護師	1人
薬剤師		1人
管理栄養士		1人
リハビリ専門職種	理学療法士	1人
心理士		1人
医療ソーシャルワーカー		2人

＊現在は正規メンバーとしては欠員
＊＊コンサルタントとして参加

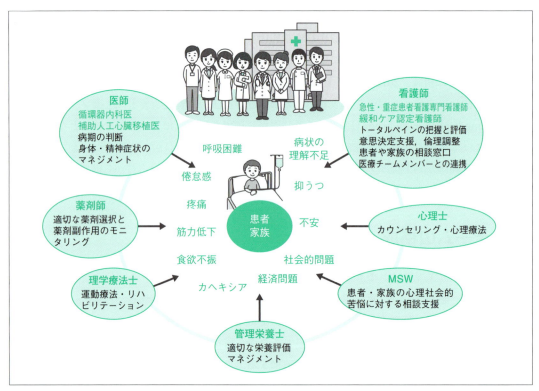

図4-A-2 NCVC緩和ケアチーム

を含めた循環器疾患に精通している必要があるため，2人の循環器専門医と1人の移植医療専門医が主戦力である．他に鎮痛や鎮静における専門的知識を有する麻酔科医，重度の抑うつや不安，せん妄に対してのコンサルテーションを担う精神科医が参加．また，看護師は，急性・重症患者看護専門看護師と緩和ケア認定看護師を擁するが，前者が急性期病棟の入院患者を担当しており，後者が一般病棟入院中の慢性心不全患者を担当している．

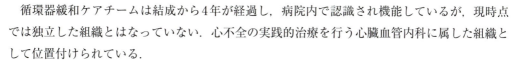

4 ― 病院内でのチームの位置付け

　循環器緩和ケアチームは結成から4年が経過し，病院内で認識され機能しているが，現時点では独立した組織とはなっていない．心不全の実践的治療を行う心臓血管内科に属した組織として位置付けられている．

　基本的にはコンサルテーション方式で，医師や看護師からのコンサルテーションを受け，活動を開始する．つまり循環器疾患で入院中の患者が直面する問題に対して主治医チームにアドバイスを行う立場である．当センターでは他にもいくつか多職種チームが存在する．一つは「重症例検討チーム」であり，主として病院幹部の多職種からなるチームである．2006年より設立された同チームは，重症患者の末期状態での治療の進め方について主治医チームへのアドバイザーシステムとして機能しているが，主に末期医療に関わる倫理的助言を行う機関であり，医療安全のセーフティネットとしての側面が強い．一方，緩和ケアチームは個々の患者へのより具体的な緩和医療のアドバイスを行っている．また2016年より診療行為の倫理性の保持と促進に必要な検討および助言を行うことを目的に，副院長，医療安全管理部，各診療科，看護部，薬剤部，医事専門職，MSW，医学倫理研究部，弁護士ら多職種で討議する「病院倫理委員会」も設置され，必要に応じて開催されている．緩和ケアチームは一人一人の患者に対して具体的な対応を行っているという性質上，「重症例検討チーム」や「病院倫理委員会」へ諮る際に主治医チームに情報提供や助言を行うなど，病院内でこれらの機関と連携関係にある．

5 ― 依頼から実践までの流れ

　前述の通り，緩和ケアチームの介入は病棟医師や看護師が依頼するところから始まる．依頼を受けた患者に対し，緩和ケアチームが回診や個別に診療し病態を評価した上で，まず主治医や病棟看護師とディスカッションを行う．治療目標や介入ポイントを一緒に話し合った上で，具体的な助言を行う．以降は患者の状況を観察しながら，週1回緩和ケアチームで回診の上状態評価し，カンファレンスで意見を出し合う．それぞれの介入ポイントに対して適切な職種が直接あるいは担当者に助言を行うことによって問題が解決するまでサポートする（図4-A-3）．

a. 緩和ケアチームへの依頼

　現時点での対象患者は，原則的には入院患者である．身体的，精神的，社会的苦痛など解決困難な症状がある場合，医療者と家族とのコミュニケーションがうまくいかない場合，意思決定に難渋している場合，倫理的問題に関する相談など，依頼内容は多岐にわたっている．長期入院患者，末期患者の依頼が多いが，解決困難な問題を抱える病初期患者の依頼も少なくない．通常，主治医または病棟看護師から緩和ケアチームに，病状および介入依頼の内容を添えて依頼を出す．患者から緩和ケアチームの介入を希望する場合や，病棟でのディスカッションに参加した緩和ケアチームメンバーから主治医チームに打診し，緩和ケアチーム介入を開始する場合もある．

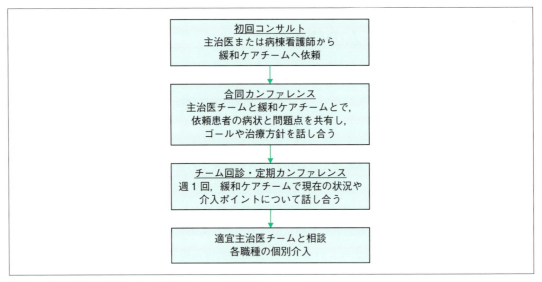

図4-A-3 緩和ケアチームへの依頼から実践の流れ

b. 緩和ケアチームと主治医チームとの合同ディスカッション

　初回コンサルト時は，主治医チームと緩和ケアチームとでディスカッションを行う．依頼のあった個々の患者に対して，現在までの病状経過，病態，行われている治療，患者の症状，患者や家族の個性などを主治医チームからプレゼンテーションする．医学的，社会的な問題点や疑問点を明らかにしながら多職種で意見を出し合い，治療のゴールを明確にし，皆で共有する．ゴールを達成するために緩和ケアチームが介入できるポイントを話し合うとともに，主治医チームへの助言を行う．

c. 定期カンファレンス

　緩和ケアチームの介入患者全症例に対し，週1度，多職種チームでカンファレンスを行っている．緩和ケアチーム看護師が事前に患者とコンタクトをとり全体的な状態を把握しておく．QOLの評価はエドモントン症状評価システムを用い，自覚および他覚的症状を評価しておく．また，緩和ケアチームの各メンバーはそれぞれの職種に関わりのある問題点について，どの程度解決されているか，どのような取り組みをしているか情報収集しておく．定期カンファレンスでは各職種が把握している情報に基づきディスカッションを展開し，緩和ケアチームとしての介入点および介入内容を更新していく．主治医にも必要に応じて適宜連絡し，カンファレンスで意見を交わすようにしている．

d. チーム回診

　定期カンファレンスと同一日に，多職種チームで患者を訪室している．患者と実際に接触することで，患者の懸念や苦痛になっていることを直接聞くとともに，現在のADL，栄養状態，精神状態などをある程度把握することができる．さらに，ナースステーションで担当看護師か

表4-A-2 依頼の内訳

依頼内容	依頼数	%
心不全症状緩和	114	43
精神症状緩和	108	41
疼痛コントロール	48	18
意思決定支援	45	17
家族ケア	31	12
退院支援	16	6
その他	11	4

依頼総数：263例
同時に複数の依頼内容がある場合あり

ら患者の情報を収集するようにしている．チームで定期的に接することは，患者に安心感や信頼感を与える場合も多い．

e．緩和ケアチームの介入

　緩和ケアチームは個々の患者への支援が原則であり，投与薬剤の選択など，治療自体の直接的な指示は行わないが，カンファレンスで話し合われた主治医チームへの助言は電子カルテに記載し，誰もが情報共有できるようにしている．家族支援は緩和ケアチーム看護師が直接家族と接しサポートすることが多い．メンタルケアに関しては，緩和ケアチーム心理士が面談し，必要に応じて心理療法を行っている．薬剤，栄養，理学療法，MSWも，直接介入するか，各専門職の当該担当者に助言することで必要な介入を行っている．

　2013年9月のチーム結成以来，2017年10月までの約4年間で合計263例の依頼を受けたが，内訳としては**表4-A-2**のように心不全症状緩和，精神症状緩和のニーズが多かった．他にも疼痛コントロールや意思決定支援も含めて幅広い依頼を受けており，心不全患者のもつトータルペインを表しているものと考えられる．循環器疾患で入院した患者ががん疾患に罹患していた際の苦痛コントロールの依頼を受けることも少なくない．

6 ― その他の活動内容

　入院患者の緩和ケアの依頼を受けて，問題に対応し解決していくことが主とした活動であるが，当チームは他にも院内外のさまざまな活動を行っている．

a．緩和ケア勉強会

　基本的緩和ケアは誰でもどこでも普遍的に提供されるべきであり，循環器疾患であってもその原則は変わらない．そのためには，患者に関わるすべての医療従事者は緩和ケアの最低限の基礎知識をもっている必要がある．病院レベルでの底上げを目指し，緩和ケアチーム主催の勉強会または事例検討会を原則として毎月行い，教育している．勉強会は講義形式であり，全職員に予定をメール配信した上で自由参加形式としている（**表4-A-3**）．

表4-A-3　緩和ケア勉強会の年間スケジュール

日時	内容	担当
4月	緩和ケアの概論，ガイドラインの動向，PCTの活動内容	チームリーダー
5月	呼吸困難・疼痛のマネジメント	医師
6月	麻薬の使い方と取り扱い方の留意点	薬剤師
7月	食欲不振に対する栄養管理　悪液質と終末期の輸液管理	管理栄養士
8月	精神症状（せん妄，うつ，認知障害）のマネジメント	精神科医師
9月	循環器疾患における意思決定支援	看護師
10月	緩和ケアチーム主催院外研究会	
11月	循環器疾患におけるスピリチュアルケア・家族ケア	看護師
12月	末期・終末期におけるリハビリテーションの意義と実践	理学療法士
1月	精神症状に対する非薬物療法	心理士
2月	社会的苦痛	医療ソーシャルワーカー
3月	事例検討会	

b. 院内マニュアル・啓発冊子の整備

　緩和ケア臨床の利便性を向上のため，当チームが各種マニュアルや文書の整備を行っている．過去に作成したマニュアルとしては，「せん妄管理マニュアル」を2015年に作成し，院内の医療従事者に配布した（**図4-A-4**）．また，医療用麻薬および鎮静薬使用の同意書，「疼痛緩和治療薬ガイド」，患者用パンフレット「心不全患者さんに提供できる緩和ケア」の作成も行った（**図4-A-5**）．マニュアルや同意書は院内電子カルテ端末からアクセスでき，必要に応じて自由に利用できるようにしている．

c. 院外活動

　当センターの性質上，病院内で循環器緩和ケアの水準向上を目指すだけでなく，同時に地域レベル，国レベルでの普及活動も行っている．過去に心不全の終末期医療やチーム医療をテーマとした研究会を定期的に開催し，地域での緩和ケア普及や連携をすすめている．また，各種学会への参加や発表を繰り返し行うことを通して，広く知識の伝達を行っている．また広報誌の発行や雑誌，書籍にて積極的に当センターでの循環器緩和ケアの取り組みを紹介している．

d. 心不全緩和ケアに関わる研究活動

　循環器緩和ケアの推進だけではなく，最適な方法を探索する研究を行うことも重要と考えている．例えば，現時点では心不全は緩和ケアの対象として見なされているとはいえず，また介入するタイミングや具体的方法の難しさから，心不全患者に適切な緩和ケアが幅広く行われているとは言い難い．よりよい緩和ケアのあり方を確立すべく，2014年度には，厚生労働省による「人生の最終段階における医療体制整備事業」に参加し，終末期を前にした心不全患者と家族に対する相談支援の有効性を検討する研究を行った．また2016年度から，心不全緩和ケアの均てん化を目指し，「循環器緩和ケアにおける診療の質評価に関する研究」を行っている．

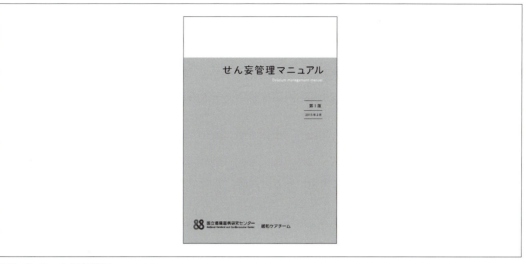

図4-A-4　せん妄管理マニュアル

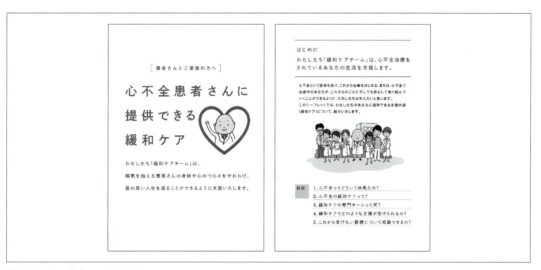

図4-A-5　患者への啓発冊子

　これは，心不全患者に対して行うべき緩和ケアの診療指標を専門家メンバーによる評価を経て決定しようという試みである．心不全緩和ケアの質評価指標が選定されれば，各指標が施設でどの程度実施されているかを測定でき，医療の質が高まることが期待できる．さらに，患者と医療者とが相談しながら施す医療を決めていく過程アドバンス・ケア・プランニングadvance care planning（ACP）が心不全では確立されていない現状があるため，患者用，医療者用ACPプログラムの作成を行い，プログラムの有効性を実証する取り組みを行っている．

7 ― チームの課題と今後の展望

　当チームは設立から4年が経過し，地道な活動の結果，院内の医療従事者に広く認知されてきた．コンスタントに依頼があり，病院診療の中で一定の評価を得ている．しかし，現時点で課題も多く発展途上である．

a. 緩和ケア専門医

　当センター緩和ケアチームの課題であると同時に特徴であるともいえる．心不全の緩和ケアを実践する上で，がん緩和ケアのスキルは間違いなく有用である．しかし，当施設はがん疾患を扱っておらず，しかるべきトレーニングを受けた緩和ケア専門医が現在のところ不在である．緩和ケアはすべての医療者が身に付けるべき「基本的緩和ケア」と通常のスキルでは対処困難なケースに対応する「専門的緩和ケア」とに緩和ケアのレベルを分化するという考え方が提唱されているが，後者を緩和ケア専門医が担うと考えられる．当チームは発足当初より緩和ケア専門医が不在であり，現在のメンバーは，症例を通して専門的緩和ケアスキルを醸成している．今後，他院の緩和ケア専門医と連携をとりコンサルタントとして自由に意見をもらえるように体制を整備することが，質の高い心不全緩和ケアを提供するために必要である．

b. 常勤の精神科医

　チーム結成時から現在に至るまで精神科医が非常勤であり，適切なタイミングで対応しきれないことが課題の一つにあげられる．**表4-A-2**のように，依頼内容のうち精神心理的苦痛の緩和は全体の41%と多く，ニーズが極めて高い．心不全に伴うメンタル失調は病態に深く関係することが多く，大半は現在のメンバーのみで初期対応可能ではあるが，精神科的疾患が背後にある場合など，専門スキルを要することも多い．現時点では，非常勤精神科医の出勤時に意見を交換し，緊急時には電話やメールなどでやり取りしているが，不自由を感じる．やはり常勤の精神科医がメンバーに加わることが望ましい．

c. 十分な依頼体制

　コンサルテーション形式をとっているため，緩和ケアの必要性が高い患者が，主治医チームの認識の相違や意向により，依頼されない場合も多々ある．心不全の疾病進行過程は連続しており，いつ末期に突入しているかが不明瞭である．そのため主治医チームがまだ積極的治療で改善可能と判断していても，実際には末期心不全に至っており，いたずらに苦痛を強いているケースも散見する．仮に依頼されていても，主治医チームと緩和ケアチームとの見解の相違が著しく建設的なディスカッションができないと感じることもある．医師と看護師の視点が異なっていることもある．

　病棟患者で必要な緩和ケアが十分にされているかどうかをスクリーニングする仕組みと，拾い出された患者がリンクナースなどにより緩和ケアチームにコンサルテーションされるような仕組みを病院レベルで形成していきたい．

d. 院内における独立組織としての確立

　当センター緩和ケアチームは院内で認められた組織ではあるが，便宜上心臓血管内科の一組織となっており，独立した組織としては存在していない．参加している各職種はそれぞれの部署での勤務があるため，緩和ケアチームとしての活動は通常勤務時間内に行うのが困難である．そのため，通常業務終了後に集合せざるを得ず，メンバー全員が必ず毎回参加できる状況ではない．一つの理由として，末期心不全に診療報酬はついたものの現時点では診療加算をとることができるチーム構成となっていないため，病院の診療レベル向上には寄与できるが経営面での直接的インパクトが少なく，チームの重要性をアピールしきれないことがあげられる．今後，循環器病院においても活動が診療報酬のレベルで反映されるようになることが期待される．

8 ― チーム立ち上げ検討中施設へのメッセージ

　2018年度診療報酬改定で緩和ケア診療加算が心不全患者にも適用となり，循環器緩和ケアチームの立ち上げを検討中の施設も多いかと思われる．多職種チームの活動を成功させる秘訣は，各職種に専門性をもった責任のある役割をもち，チームの一員として患者の医療に貢献していることを実感できるような環境にすることが第一かと思う．リーダーは，カリスマ的にチームを引っ張るというよりも，各職種が思ったことを自由に発言する雰囲気をつくり，他者の意見を尊重し共感しながらディスカッションを展開できるように配慮するのがよいと感じている．また，循環器緩和ケアチームの特性を活かすために，通常のがん緩和ケアとの共通点と相違点を認識することが重要だろう．がん緩和ケアのスキルを利用できるところは最大限利用しつつ，循環器緩和ケアならではの介入は積極的に行っていくことを心がけるとよいだろう．その特殊性をチームメンバーが共有することで連帯感が生まれ，チームの成功につながると思う．

〔菅野康夫〕

B 兵庫県立姫路循環器病センター
—常勤緩和ケア医がいない緩和ケアチーム—

　当院は兵庫県の西部を中心とする医療圏を対象とした，救命救急センター30床を含む350床からなる循環器専門病院である．心臓移植を除くほぼすべての治療を提供可能であり，年間550人から600人程度の心不全緊急入院患者に対応している．

　そのような中，2011年から有志の勉強会を開催することを契機に心不全の緩和ケアに取り組み，実臨床での経験を経て，チーム医療としての在り方を模索した上で病院の公式なチーム活動として2015年5月より患者支援・緩和ケアチームを立ち上げ活動している．

1 ─ チームの紹介：構成メンバー

　患者支援・緩和ケアチームは，循環器内科医，緩和ケア医（週1日診療応援），看護師（老人看護専門看護師，慢性心不全看護認定看護師，リンクナース），薬剤師，理学療法士，管理栄養士，心理士，医療ソーシャルワーカー medical social worker（MSW）で構成されており，各メンバーの役割は**表4-B-1**，**図4-B-1**に示す通りである．

2 ─ 病院内でのチームの位置付け

　当院では本チーム以外も含め多職種チームの所属は曖昧であるため，病院内での組織的なチームの位置付けの明確化と緩和ケアチームの業務の充実，改善を目的として2015年より患者支援・緩和ケア部会を立ち上げ，患者支援・緩和ケアのチーム医療の推進を図っている．患者支援・緩和ケア部会は，循環器内科部長，看護部次長，心臓血管外科医，循環器内科医，看護師（老人看護専門看護師，慢性心不全看護認定看護師，リンクナース（各病棟看護師，外来看護師）），理学療法士，薬剤師，管理栄養士，心理士，MSW，医事企画課職員で構成し，チーム活動の報告，活動内容の検討を行い，決定事項は病院の了承が必要なものに関しては，リハビリテーション運営委員会，院内幹部会で了承され，院内で周知され，各病棟で対応可能なものに関しては，リンクナースが主体となって周知する．

3 ─ 活動内容

a. 多職種チームの形式と目的

　多職種チームの形式は多専門職チームモデル multidisciplinary team model，相互関係チー

| B 兵庫県立姫路循環器病センター —常勤緩和ケア医がいない緩和ケアチーム— |

表4-B-1 当院患者支援・緩和ケアチームにおける各職種の役割

職種	役割
循環器内科医	・緩和ケアチームの在り方の確立 ・循環器医の視点からの緩和ケアの提供，指導，教育 ・循環器領域における緩和ケアのニーズ発信
緩和ケア医	・緩和ケア医の視点からの緩和ケアの提供，指導，教育 ・がん緩和から非がん緩和への応用の提案 ・緩和ケア領域における非がん緩和のニーズ発信
老人看護専門看護師	・緩和ケアチームへの相談窓口 ・病棟，主治医，緩和ケアチーム間，チーム内の調整 ・せん妄回診（精神科Dr.）との連携
慢性心不全看護認定看護師	・心不全治療とケアの質の向上の推進，教育，院外への発信 ・病棟，主治医と緩和ケアチーム間の調整 ・在宅と病院間の診療連携の調整
病棟看護師，外来看護師（リンクナース）	・病棟，主治医と緩和ケアチーム間の調整 ・緩和ケア対象患者の選択 ・病棟，外来における緩和ケアについてのニーズ発信
薬剤師	・麻薬，鎮静薬の使用に関する相談窓口 ・同薬剤使用の追跡調査，評価 ・非がん緩和における薬物使用のエビデンスの発信
管理栄養士	・低栄養患者に対しての食事メニューの検討 ・心不全患者，家族への食事指導 ・末期患者における食事の工夫に関する情報発信
理学療法士	・フレイルティの高い患者に対するリハビリ提供 ・許容される範囲内での望まれる空間，時間の提供 ・末期患者におけるリハビリ実施に関する情報発信
心理士	・末期患者の精神心理的苦痛，スピリチュアルペインへの介入 ・せん妄回診（精神科Dr.）との連携 ・末期患者への心理的支援に関する情報発信
医療ソーシャルワーカー	・病診連携，病病連携の提供，支援 ・本人，家人への社会的資源提供の提案，支援 ・末期患者への社会的支援の問題点を含めた情報発信

ムモデル interdisciplinary team model，相互乗り入れチームモデル transdisciplinary team modelの3つが存在する[1]が，当院の患者支援・緩和ケアチームは相互乗り入れチームモデルを念頭に活動している．

相互乗り入れチームモデルは患者の必要性がまず存在し（目標指向性），その必要性を医療者で区分して担当するモデルであり，意見交換ばかりでなく，多職種間の相互乗り入れで治療を行う．医療者の役割は状況に応じて変動し，包括的治療を行う場合に有効とされる．

緩和ケアの対象は患者によって多様であり，さらに心不全の経過中にも患者の希望は病状の変遷とともに変化するため，個々の患者にとって適切な結果を得る（過ごしたい場所やともに過ごしたい人，希望する治療，希望しない治療など）ために各職種が得意分野を生かしながら多職種で支援することがチーム活動の目的であり，変わりうる目標指向性が存在することから相互乗り入れチームモデルが望ましいものと考え，活動している．

将来を見据えた意思決定には，患者・家族も参画することが望ましく，以上のようなチーム活動の目的を図示すると**図4-B-2**のようになる．

|4章　チームの紹介|

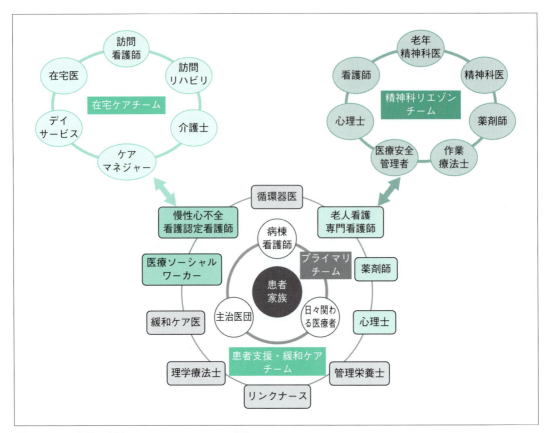

図4-B-1　当院の緩和ケアチームのイメージ図

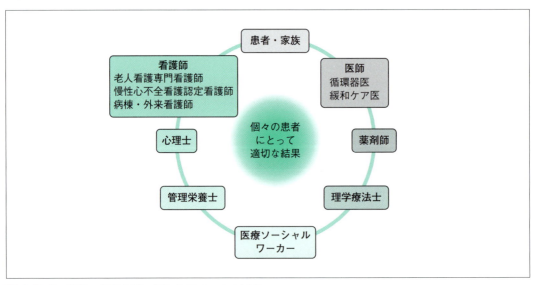

図4-B-2　当院の患者支援・緩和ケアチームの目的

b. 患者支援・緩和ケアチームの活動

本チームの活動は大きく分けると，困難事例のコンサルテーション対応と教育であり，その他にプロトコル，マニュアルの整備があげられる．

1）患者支援・緩和ケアチームのコンサルテーションの流れ

心不全は治療経過の中で意思決定を含めた支援が必要となるので，基本的緩和ケアは主治医チーム，病棟看護師，日々関わっている医療者（プライマリチーム）によって提供されるべきであるという考えに基づき，本チームは困難事例のコンサルテーションに対応している．

緩和ケア医は院外から週1回終日，診療応援を依頼している．

ⅰ）事前にコンサルテーションの依頼をする場合（主治医より依頼）
　①電子カルテ上の患者支援・緩和ケアチーム依頼に依頼内容を記載しオーダー
　②患者支援・緩和ケアチームメンバーは依頼患者，依頼内容を確認後，病棟回診（週1回）を行う．回診メンバーは，緩和ケア医，老人看護専門看護師，薬剤師の3人で2017年度は午前中に対象患者への診察を含め，全病棟の回診を行っている．
　③病棟回診後，14時から15時に循環器内科医と回診メンバーで情報共有し，15時から16時にチームメンバー（冒頭の職種），当該患者の所属する病棟看護師でカンファレンスを行い，16時以降にチーム回診記録を記載する．
　④その後も必要に応じてコンサルテーション活動を継続する．
ⅱ）回診時にコンサルテーションをする場合（主治医へ確認が必要）
　①主治医もしくは病棟から回診時に依頼
　②その後も必要に応じてコンサルテーション活動を継続
ⅲ）回診時以外にコンサルトを急ぐ場合
　①循環器内科医，慢性心不全看護認定看護師，老人看護専門看護師，薬剤師が窓口となり，適宜コンサルトを受け，必要時，緩和ケア医と連携し対応する．

2）コンサルテーション対象

　①身体症状の評価とマネジメント：呼吸困難，疼痛，倦怠感，便秘，食欲不振など
　②精神症状の評価とマネジメント：不安，うつ，せん妄，自殺念慮
　③社会的問題におけるマネジメント：社会資源の活用，地域連携，退院支援
　④スピリチュアルな問題とマネジメント：存在と生きる意味の喪失に関する問題へのケア
　⑤患者・家族とのコミュニケーション：アドバンス・ケア・プランニング，予後説明
　⑥倫理的問題への対応：緩和目的の鎮静や麻薬投与に関すること，事前指示に関すること，尊厳死に関すること（治療の撤退・差し控え，DNAR（do not attempt resuscitation））
　⑦意思決定支援：治療やケアの選択に対する葛藤や意思決定のプロセスのケア
　⑧患者・家族の悲嘆ケア：グリーフケア

表4-B-2　患者支援・緩和ケアチームへのコンサルテーション内容

年齢：76±14歳 性別：男性133例（68%） **依頼内容（重複あり）** 　身体症状143例 　意思決定支援83例 　精神症状10例 　社会的問題7例 　倫理的問題3例 **介入期間（平均）22日** **入院期間（平均）45日**	**基礎疾患** 　心不全130例（66%） 　悪性腫瘍30例（15%） 　その他36例 **転帰（継続中5名）** 　死亡85例（45%） 　自宅退院64例（34%） 　転医38例（20%） 　その他4例

（196例：2015.5〜2017.10）

表4-B-3　2017年度院内・院外勉強会

院内・院外*勉強会

日程	テーマ	講師
6月	心不全患者に対する薬剤投与（鎮痛，鎮静を中心に）	院内薬剤師
8月	医療者の抱える信念対立	院外講師
10月	治療の差し控え・中止の倫理的判断，DNAR	院外講師（緩和ケア医）
12月	意思決定支援（advance care plannning） *兵庫心不全緩和ケア研究会	院外講師（緩和ケア医） 在宅医/在宅スタッフ 当院看護師
2月	意思決定支援（bad newsの伝え方）	院外講師（緩和ケア医）
3月	デスカンファレンスの意義，具体	院内看護師

*兵庫心不全緩和研究会では，院外在宅スタッフを含め180人が参加．多くの経験のある講師による講演の聴講と在宅看取りの事例の振り返りを関わったスタッフでデスカンファレンスを実施した．

病棟別勉強会

	対象病棟	内容	担当
6月	集中治療病棟	薬剤（オピオイド，鎮静）について	院内薬剤師
7月	循環器内科病棟	薬剤（鎮痛薬）について	院内薬剤師
8月	心臓血管外科病棟	オピオイド開始のタイミングと評価	院内薬剤師
9月	脳神経系病棟	オピオイド開始のタイミングと評価	院内薬剤師
10月	集中治療病棟	意思決定支援・DNARの考え方	院外講師（緩和ケア医）
11月	循環器内科病棟	ACP・コミュニケーション	院内看護師
12月	心臓血管外科病棟	家族ケア	院内看護師
1月	脳神経系病棟	意思決定支援（PEG，IVなど含め）	院内看護師

3）コンサルテーション内容

2015年5月より，チーム活動を開始し，2年半で196例の相談を受けた．コンサルテーション内容の内訳については，**表4-B-2**の通りである．依頼内容が最も多いのは身体症状であるが，次いで，意思決定支援，精神症状，社会的問題，倫理的問題と相談内容は多岐にわたっている．また，相談事例の転帰については，85例が死亡退院であるが，約3割の64例が自宅退院となっており，適切な症状緩和，意思決定支援が行え，地域との連携を通して，自宅退院へ

の希望を支えることができた結果を見ているものと考える．

4) 教　育

2011年の活動時から有志の勉強会で学んだ内容を院内全体で共有するために院外へも公開した勉強会を企画，運営している．2016年度まで，同勉強会を毎月開催していたが，病棟看護師の参加を増やすことを目的に，2017年度からは院内・院外公開勉強会を隔月ペースで，緩和ケア提供の主体となる病棟看護師への教育を目的とした病棟勉強会を各病棟年2回のペースで開催している．病棟の対象疾患に応じて，求められるテーマは変わるため，事前に聴講したい内容を聴取し，テーマを決定し開催している．

2017年の内容を**表4-B-3**にまとめた．

今後も現場のニーズに沿った勉強会を継続して企画，運営していく予定である．

4 ― チームの長所と短所

a．チームの長所

患者支援・緩和ケアチームの長所としては，多職種で構成されているため各職種の役割を生かして，患者・家族に対して多方面から支援できることである．循環器内科医は，基礎疾患や治療方針などについての情報をチームに提供し，主治医との橋渡し役となり，チームの推奨事項をタイムリーに伝え，緩和ケア医は，豊富な知識と経験をもとに，薬物療法をはじめ，意思決定支援について意見を述べることができる．老人看護専門看護師，心理士，薬剤師は精神科リエゾンチームメンバーでもあるため，心不全患者に多くみられる不眠やせん妄，抑うつに対して，チーム間で連携を図り介入することができる．また，慢性心不全看護認定看護師が退院調整看護師として地域医療連携課に所属していることで，地域の病院，かかりつけ医，在宅サービス提供者と連携を図り，患者・家族の状態や希望に合わせた療養先の検討ができる．このように，それぞれのチームメンバーの個々の強みを生かした介入をチーム内で検討，共有することで，患者・家族のQOLを高めるケアにつなげていくことができる．

b．チームの短所

チームの短所としては，がん看護専門看護師や緩和ケア認定看護師などの既存の緩和ケア領域の専門性をもった看護師がいないことがあげられるが，不足している部分はニーズに合わせて多職種で補完しながら対応している．

5 ― チームの立ち上げ時の苦労

a．循環器医療における緩和ケアの認識不足

2011年に心不全の緩和ケアの取り組みを始めた当初は，循環器医療における緩和ケアがま

表4-B-4　緩和ケア医招聘にあたっての当院の現状把握（SWOT分析）

	機会（O）	脅威（T）
強み（S）	1. 循環器専門病院であり，緩和ケアを必要とする慢性心不全患者が多い． 2. 循環器領域に特化した緩和ケアチームは本邦においては国立循環器病研究センターにのみ存在し，エビデンス発信の基盤となりうる． 3. 緩和ケア医の招聘が可能となれば，本邦初の緩和ケア医を含む緩和ケアチームとなり，より質の高いケアの提供が可能となる． 4. 今までの活動により，学会や本の執筆など院外へ情報発信する機会が多く，今後の医療の在り方の提言が可能である． 5. チームの存在により在宅医との連携を今後積極的に行い，院内の医療を地域へ還元可能である． 6. 今後，植え込み型人工心臓の認定施設となった場合，将来的にLVASのdestination therapyを受ける患者の緩和ケアモデル施設となりうる． 7. 心不全患者の緩和ケアの知識をもった，循環器内科医，専門看護師，認定看護師が存在する． 8. 不安，うつ，せん妄などの精神症状についても精神科リエゾンチームが存在し対応可能である．	1. 症状緩和に関するエビデンス，プロトコルが確立していない（当院では現在プロトコルを作成し，安全性を確認している）． 2. 緩和ケアについての知識，経験が不十分である（引き続き年間計画を立て，院外研修にも積極的に参加することで対応する）． 3. マニュアルが未整備である（統一したケアが推進できるように主要症状に関するプロトコル作成，経過の共有のための用紙の作成を含めマニュアルを整備する）．
弱み（W）	1. 緩和ケアの概念，マネジメントの知識が浸透しておらず，医療者の関心が低い． 2. 緩和ケアチームを発足し，教育活動の充実を図り，現場での実践活動に生かす機会を積極的につくる必要がある．	1. 緩和ケア医の常駐は困難である（常に連絡可能な体制を整える必要がある）． 2. 未整備の領域であり，コンサルテーション件数は未知数である．

だまだ認識されていない状況であった．循環器専門病院という特徴もあり，がん疾患患者が少なく，緩和ケアの知識をもつスタッフが少なく，緩和ケアチームも存在していなかった．そのため，心不全末期患者の緩和ケアについて医療チームは苦慮していた．日本には心不全患者の緩和ケアについての著書がなく，院内での緩和ケアへの理解が乏しく，チームの立ち上げに至るには，心不全の疾患の特徴から，積極的治療を行うことも症状緩和という観点からすると緩和ケアであり，積極的治療と緩和ケアを同時に提供することが，患者の苦痛緩和，QOLを高めることにつながることの理解が十分でなかった．それらの経験から循環器内科医，看護師の有志メンバーで「Heart Failure and Palliative Care」[2]の抄読会を毎週行い，それらの学びを定期的に院内全体に向けて勉強会や症例検討会を開催し発信を行った．院内の活動だけでは，患者・家族の意向に沿った終末期の療養を行うには限界があるため，院内の活動と並行して当院の取り組みを日本緩和医療学会，日本循環器看護学会，心不全学会，心臓病学会などの学会発表を行い広く発信するとともに，地域との連携に向けて，病院広報誌への活動報告や地域医師会や地域での勉強会で院外への発信を行った．

b. 緩和ケアに対する医療チームの知識不足

循環器医療における緩和ケアの考え方，麻薬を含めた薬物療法や意思決定支援，患者の意向に合わせた療養先の連携についてなどの知識が乏しく心不全患者の緩和ケアを十分に行うことができていなかった．チームが主体となり緩和ケアの勉強会や事例検討会を行い，プライマリ

チームとともに学び，臨床の場で実践につなぐことができるように活動を行った．

以上のような経緯があり，2014年6月には院内アンケートでニーズがあることを把握，周知し，2015年3月に**表4-B-4**のような現状分析を行った上で，2015年5月より週1回院外から緩和ケア医の招聘が可能となり，現在の患者支援・緩和ケアチームが構築された．

6 — オリジナリティの高い部分

患者支援・緩和ケアチームへのコンサルテーション内容は，身体症状が143例と最も多いが，それに次いで，意思決定支援が83例である．身体症状の苦痛緩和のみならず，心不全は症状の増悪，寛解を繰り返すため，早期からのアドバンス・ケア・プランニング advance care planning（ACP）が必要である．プライマリチームのACPに対する意識の高さからチームに意思決定支援の依頼が多くあるというのも特徴の一つである．

また，チームメンバーの慢性心不全看護認定看護師が退院調整看護師の役割を担っていることから，かかりつけ医，訪問看護師をはじめとする在宅チームとの連携をスムーズに図ることができている．慢性心不全看護認定看護師の専門性を生かし，患者・家族の療養生活や療養先の意向について面談を繰り返し，意思決定支援を行っている．意思決定された意向をもとに，プライマリチーム，患者支援・緩和ケアチーム，在宅チーム間の調整を行い，望む療養生活，療養先への退院支援につなげている．また，同看護師は訪問看護の同行訪問を行っており，退院後の在宅チームとプライマリチームとの連携も行うことで，患者・家族が退院後も安心して療養生活を行うことができるように支援している．

老人看護専門看護師，心理士，薬剤師は精神科リエゾンチームのチームメンバーである．患者の精神症状のアセスメントや薬物療法が必要な時は，精神科リエゾンチームの医師（老年精神科医，精神科医），薬剤師などと連携を図り，調整を行っている．

7 — 人材の集め方

表4-B-4のSWOT分析および現在までの経過につき幹部へ了承を得た上で，各部署へ週1回，1時間の多職種カンファレンスへの参加を依頼した．

8 — 活動開始後に浮かび上がった問題点：チーム介入依頼のタイミング

a．診療科，主治医

チーム介入依頼のタイミングは主治医に任せられているので，診療科，主治医の考え方などにより専門的緩和ケア介入が必要であろうと想定される患者に関しても依頼が出ないこともある．主治医チームや病棟看護師が治療方針の決定に難渋している場合に，適切に支援が行えるように知識，経験を蓄積し，頼られるチームとなる必要がある．謙虚に，密な連携を取れるよ

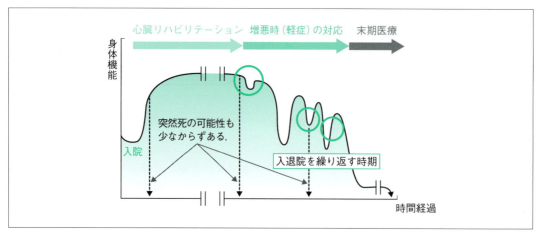

図4-B-3　亜急性期〜慢性期病院に期待される心不全医療

うに地道に努力する必要があるものと考えられる．

　看護師からチームへ依頼を受けるという案も院内アンケートでは見受けられたが，基本的緩和ケア提供の主体である主治医は治療医でもあるため，治療と並行した緩和ケア提供のためには同医師の判断で必要時に介入依頼があることが望ましいと考えている．

b. 病棟看護師

　身体的苦痛が表出される場合にはアセスメントは比較的容易であるが，不安，抑うつなどの精神症状やスピリチュアルペインなどの抽出は容易ではないことも多く，介入対象として認識されていないこともある．患者の望みを聴取することは忙しい日常臨床の中で容易ではないが，基本的緩和ケアの担い手として意思決定支援の主体となることが望まれる．

9 ― 今後の展望

　心不全患者は今後もしばらくの間，増加の一途をたどることが予測されており，急性期病院では到底すべての診療を完結することはできない．今後，亜急性期病院，慢性期病院，在宅との心不全診療におけるネットワークをどのように構築し，心不全の経過を地域で支えていくことが望まれる．Stage Dの心不全患者に対する緩和ケアネットワークを構築することは治療の可能性が最期まで残る疾患であり，容易ではない．

　時間は要するかもしれないが，緩和ケアネットワークではなく，心不全診療連携を可能とすることが治療と並行した緩和ケアの提供への早道ではないだろうか．

　心不全診療においてQOLを維持することを目的とした治療に心臓リハビリテーションがある．元来より運動療法のみならず多職種による精神的支援などを含めた包括的支援を行うことを構成要素として提示しており，心臓リハビリテーションの地域での拡充が心不全診療の質の向上，さらには人生の最終段階の質の向上につながるものと思われる．

　地域の心臓リハビリテーションネットワークを構築し，その先に地域での看取りが存在す

る，そのような心不全連携を実現したいと考えている（図4-B-3）．

10 ― チーム立ち上げ検討中施設へのメッセージ

　当院では患者，臨床現場からのニーズに応じ，心不全の緩和ケア実践の可能性を追求しているが，本書を出版する時点ではまだその取り組みは一部の医療機関でのみ提供されている状態であることは否めない．当院でも多くの問題を抱えながら実践をしている段階であり，本書で紹介されている他の施設でも工夫をしながら実践されているものと思われる．

　チームは目的をもって構成されるものであり，その目的を果たすための手段は施設ごとに異なるものであることは当然であり，多職種が一同に会することも必須ではないように思う．しかし，患者のニーズがあることは自明であり，本書で取り上げたチームを参考にそれぞれの施設にあった手段，方法を検討し，実践して頂けたら幸いである．

〔玉田田夜子，大石醒悟〕

文献

1) Three common "Models of Team Practice" are identified by Services for Australian Rural and Remote Allied Health : https://www.sarrah.org.au/content/team-practice
2) Lehman R, Johnson M : Heart Failure and Palliative Care : A Team Approach. CRC Press, 1998.

C 久留米大学病院
―既存の緩和ケアチームと協働する心不全緩和ケアチーム―

　久留米大学病院は福岡県南部の中核都市である久留米市に位置し，高度救命救急センターを有する総病床数1,025床の特定機能病院，地域がん診療連携拠点病院である．また，2012年からは植込型補助人工心臓 ventricular assist device (VAD) 実施施設としても認定されている．

　当院では心不全支援チーム heart failure support team (HST) が心不全緩和ケアを提供するチームとして機能している．HSTは外来看護師心不全サポート面談を中心として，心不全緩和ケア，心不全多職種支援，植込型VAD装着患者の支援をトータルで提供するチームとして位置付けられている（図4-C-1）．また，当院既存のがん緩和ケアチーム palliative care team (PCT) が，HSTの活動全体をサポートしていることが特徴としてあげられる．当チームのコンセプトは，増悪寛解を繰り返す心不全の経過の中で，常に緩和ケアの視点を意識した心不全医療を提供することである．

1 ― チーム設立までの経緯

a. PCTと循環器の出会い

　当院の心不全支援チーム設立までの経緯を表4-C-1に示す．当院は，がん診療連携拠点病院として2007年にPCTが発足した．その後，2012年に認定植込型VAD実施施設となり，2014年に長期入院中のVAD植込み患者への全人的サポート目的にPCTがVADカンファレンスに参加するようになったことを契機に，循環器と緩和ケアの交流は始まった．しかし，心臓移植登録・VAD植込に至るまでのさまざまな精神的，社会的問題や，本人・家族の意思決定に対する支援は十分とはいえず，循環器内科と心臓血管外科，内科病棟と外科病棟の間での"患者の思い"の情報共有も十分でないことが浮き彫りになっていた．また，社会の高齢化に伴う心不全患者の増加に伴い，心臓移植やVADの検討を要する患者だけでなく，高齢者をはじめとした心不全入退院を繰り返す患者への多職種支援・緩和ケアの必要性が大きな問題として認識されるようになってきた．

b. HST立ち上げ以前の状況

　かつては治療の意思決定は患者－主治医間を中心に行われ，他の職種が関わることは非常にまれであった．社会資源に関する調整が必要になったときのみ，医療ソーシャルワーカー medical social worker (MSW) に依頼することで解決が図られていた．看護師は，患者が治療におけるさまざまな意思決定について多くの悩みを抱えており，さらに医師の勧めた治療や方

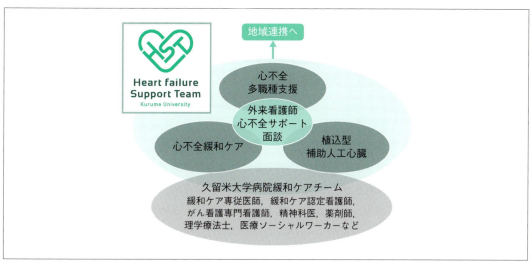

図4-C-1　久留米大学心不全支援チーム

表4-C-1　久留米大学心不全支援チーム立ち上げの経緯

2007年	緩和ケアチーム（PCT）発足
2012年	植込型補助人工心臓（VAD）実施施設に認定される
2014年7月	植込型補助人工心臓（VAD）チームにPCTが参加開始
2015年2月	外来看護師心不全サポート面談開始
2015年5月	既存のPCTと協働した有志による心不全支援チーム（HST）発足
2015年6月	HSTカンファレンス開始
2017年4月	HSTとVADチームが合併 HSTが正式な院内組織として認可される
2018年4月	循環器内科医師と循環器外来看護師がPCT兼任へ

針を拒否した患者は「悪いことをした」という思いをもっていることに気づいていたが，外来と病棟看護師との連携システムはなく，継続した意思決定支援を行うだけの情報交換はできていなかった．連携システムの欠落によって，継続した心不全患者教育の提供も十分ではなかった．

末期心不全患者に対して最期まで積極的治療を行うことが当然とされ，緩和ケアという概念はほとんどなかった．主治医は終末期の治療に対してさまざまな倫理的葛藤を抱えていたが，それを相談する場はなく，緩和ケアはがん患者に対してのみ適用されるものであると思っていた．看護師は終末期患者に対する積極的な治療に複雑な思いを抱えていたが，それを医師側と共有する場はほとんどなかった．

これらの問題を解決するため，疾患早期から患者の意思決定支援を行い，緩和ケア的視点を通して多職種が積極的に連携していくシステムの構築が，循環器外来看護師を中心に開始されることとなった．

c. 外来看護の変容期 ―緩和ケアチーム看護師との協働―

　2015年2月頃から，循環器外来看護師が外来の待ち時間を利用して心不全患者の"思いを聞く場"の提供を始めた．現在の「外来看護師心不全サポート面談」の始まりである．そこで得た患者情報を積極的に主治医にフィードバックし，意思決定支援における看護面談の有用性を高めていった．また，意思決定支援におけるコミュニケーションスキルを強化するために，PCTの看護師（がん看護専門看護師）に患者面談への協力を要請した．PCT看護師からコミュニケーションスキルとともに，緩和ケアの概念や活動内容，患者の思いに寄り添う看護について学び，緩和ケアが終末期医療に限定されるものではないこと，緩和ケアとは普段行っている看護のことも含まれており，特別なことではないとの認識を深めていった．

d. チームの立ち上げ期

　当初は循環器外来看護師のみで意思決定支援に関するカンファレンスを行っていたが，次第に多職種支援の重要性の認識が高まり，2015年5月に心不全緩和ケアを提供する多職種チームとして，有志らによる心不全支援チーム（HST）の立ち上げに至った．チームには外来，病棟双方からスタッフが参加し，入院から外来に至るまで継続した意思決定支援・心不全患者教育が行えるようになった．また，すでに院内でチームとして確立しているPCTにチームのバックアップを依頼し，難渋症例に対する週1回のPCTとHSTの合同カンファレンスも開始となった．その後，2017年からはVADチームとの一体運用も開始され，内科と外科の垣根を越えた連携も生まれている．2018年4月の末期心不全に対する緩和ケア診療加算に伴い循環器内科医師と循環器外来看護師がPCT兼任となり，HSTとPCTの連携は，さらに強化されている．

2 ― 病院内でのチームの位置付け

　2015年発足当初のHSTは有志の集まりであり，自主的な時間外活動が主であった．しかし，継続的なチーム活動と安定した活動時間の確保，病院内での認知度向上のためには正式な病院組織として認められる必要があると考え，病院上層部への働きかけを行った．これまで診療報酬加算の取れない取り組みに対する院内組織が存在した実績はなく（2017年4月時点では，末期心不全に対する緩和ケア診療加算はなかった），大学として初めての試みであったが，2年間の活動実績とチーム活動の先進性・重要性が評価され，2017年4月に循環器病センター外来（循環器内科・心臓血管外科・小児循環器科の合同センター）の下部組織として正式承認されるに至った．現在のHSTは循環器内科の病棟・外来を中心に，院内各部署から選ばれたメンバーで構成されている（**表4-C-2**）．

表4-C-2　久留米大学心不全支援チームの構成メンバー

医師	循環器内科：心不全・心筋症班 心臓血管外科 麻酔科：PCT身体担当 精神科：PCT精神担当
看護師	循環器病棟看護師 循環器外来看護師 慢性心不全認定看護師（分院より招聘） 緩和ケア認定看護師：PCT専従 がん看護専門看護師
その他	薬剤師 管理栄養士 理学療法士：心臓リハビリテーション担当 医療ソーシャルワーカー：HST，PCT併任 臨床工学技士：人工心臓管理技術認定士

3 ─ 活動内容の実際

a. 当院HSTの活動コンセプト

1）心不全の緩和ケアが抱える問題点

いつ緩和ケアを導入すればよいのか？　という問題は，心不全の緩和ケアにとって非常に悩ましい，かつ最大のテーマである．がんでは治療不可能な病状進行の時期が比較的明確であることが多いが，心不全ではそのような時期は存在せず，最期まで寛解の可能性が残る．このように不明瞭な経過の中で，早期からの緩和ケア導入を考える必要があるが，HST立ち上げ当初は終末期患者の身体的・精神心理的苦痛や社会的問題について，主治医から個別にコンサルトを受ける形での対応を行っており，その介入基準やタイミングは一貫していなかった．

2）ニーズに合わせた"いつの間にか"緩和ケアの実践

そこで当院HSTは，「予後」ではなく「ニーズ」に焦点を当て，それに応じた柔軟な緩和ケアを提供していくことをチームの目標に据えた．心不全治療においては，再入院の予防を目的とした服薬指導や栄養指導，心臓リハビリテーションやメンタルケア，社会環境調整など，QOL向上を目的とした多職種疾病管理も重要であり，その内容は緩和ケアの目標とも合致している．がんと比較して罹患期間の長い心不全においては，患者のニーズに合わせて適切な治療と多職種支援を続けていった結果，ケアの内容が次第に緩和ケアになっていたという"いつの間にか緩和ケア"（図4-C-2）のイメージこそが，現実的な緩和ケアの導入モデルとして望ましいとわれわれは考えている．HSTの目標は，緩和ケアを心臓リハビリテーションのような心不全医療の「通常パッケージ」にしていくことである．

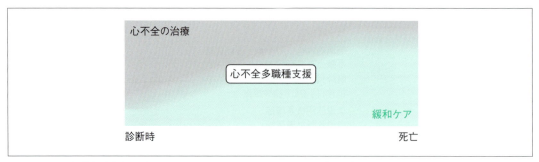

図4-C-2 多職種支援から緩和ケアへのシームレスな心不全医療モデル

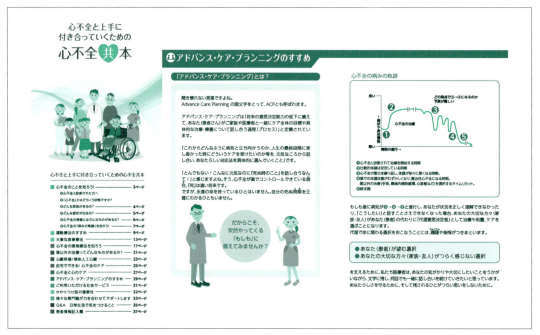

図4-C-3 久留米大学病院の心不全患者教育パンフレット
（久留米大学心不全支援チーム編：心不全と上手に付き合っていくための心不全共本, 2017. より）

3）心不全共本の運用

"いつの間にか緩和ケア"の実践ツールとして，HSTでは心不全の病みの軌跡の理解やアドバンス・ケア・プランニング advance care planning（ACP），メンタルケアの重要性を盛り込んだ心不全患者教育用パンフレット「心不全共本」を運用している（図4-C-3）．これは，各専門スタッフが心不全の"病みの軌跡"と絡めながら心不全患者教育を行い，その一連の流れの中で"もしものときに備える"ACPが大切な概念であることを伝えることを意図して作成したパンフレットであり，当院と地域医療機関の多職種が合同で作成した．心不全共本の運用は看護師中心に行われており，そこで得られた情報はHSTの多職種カンファレンスで共有され，その後の意思決定支援に生かされる．看護師が患者の価値観や人生観について（日常的な）思いを聴くその積み重ねが，その後の主治医チームを絡めたACPへの礎となっていくのである．

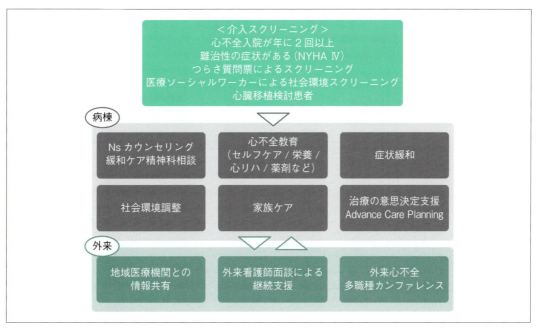

図4-C-4　久留米大学心不全支援チームの介入フロー

b. 入院患者に対する支援

1) HST介入スクリーニング

　「予後」ではなく「ニーズ」に焦点を当てた緩和ケアを早期から提供するために，HSTでは図4-C-4に示すような心不全入院患者スクリーニングを行っている．そのスクリーニングの一つとして，入院したすべての心不全患者に対して，従来当院のがんの緩和ケアで使用されていた「からだとこころの質問票」を心不全用に改変して使用している（図4-C-5）．質問項目には，身体的苦痛だけでなくPHQ-2の要素も含まれており，抑うつのスクリーニングも可能である．これによって医療者がこれまで気づかなかった身体的・精神心理的苦痛や悩みをキャッチし，早期に緩和ケアニーズを抽出することが可能になった．また，スクリーニングを通して患者の価値観や疾患理解の一端を知る機会が生まれ，それがACPの糸口になっている．

2) 病棟HSTカンファレンス：週1回開催

　上記スクリーニングにて介入が望ましいと判断された患者について，循環器病棟での多職種カンファレンスを毎週行っている．カンファレンスでは，チームの支援目標をHSTメンバーと入院担当医師，その他のメディカルスタッフとの間で共有し，患者のニーズに合わせて図4-C-4に示すような介入の選択を行っている．また，退院後も継続支援が必要な患者に関しては，外来看護師との情報共有を行い，外来での継続支援につなげている．高度に倫理的な問題や対応に苦慮する複雑症例に関しては，毎週開催されるPCT・HST合同カンファレンスで相談，PCTからの専門的サポートを得ることができている．

この質問票は，からだやこころのつらさに早く気づき，やわらげることにより，安心して治療や療養を続けていくためのものです．
以下の項目について，あてはまる数字に○をおつけください．

		ない	ある	
			あるが現在の治療に満足している	入院中に対応を希望
A	痛み	1	2	3
	だるさ	1	2	3
	はきけ・嘔吐	1	2	3
	おなかの張り	1	2	3
	食欲がない・食事が入らない	1	2	3
	息切れ・息苦しさ・咳	1	2	3
	手または足のむくみ	1	2	3
	夜眠れない・途中で目が覚める	1	2	3
	気持ちの落ち込み・やる気がでない	1	2	3
	不安*	1	2	3

*「不安がある」と答えられた方へ．よろしければ具体的な内容をご記入ください．

スタッフ記入欄（病棟HSTカンファレンスでの検討結果）
□担当医師で対応　　□病棟看護師で対応
□HST介入　　□その他（　　　　　　　　　　）

病気のこと，治療や副作用のこと，これからのことや療養生活のことなど，ひとりで悩んでいらっしゃいませんか？久留米大学病院では，様々な専門職が連携して，心不全や医療サポートに関する相談を受け付けています．相談をご希望される場合は，下記左欄に○をおつけください．

B	○	①医療費や経済的な問題について，相談したい
	○	②心不全の治療や一般的な情報を知りたい
	○	③これからの治療や療養，悩みなどを相談したい
	○	④息苦しさやだるさ，不眠・不安などの症状について相談したい

図4-C-5 久留米大学病院　からだとこころの質問票（心不全版）

c. 外来患者に対する支援

1）外来看護師心不全サポート面談

　循環器外来看護師が患者の外来診察の待ち時間を利用して面談を行い，身体的症状や精神的・社会的問題の情報把握や治療・終末期に関する意思決定支援，ならびに心不全教育を行っ

ている．大学病院という特性上，若年の難治性心不全患者も多く，心臓移植登録やVADについての意思決定支援にも関わっている．診察前の看護師面談で得た情報は外来主治医に伝えられ，待ち時間の有効活用や診察時間の効率化，看護師と医師との情報共有の場として機能している．外来患者は入院中と比較して医療者とじっくり話す機会が少なくなりがちだが，このような患者の思いを聴く面談の場を設け，外来から早期に緩和的視点に立った支援を継続的に行うことで，患者との信頼関係が強固になり，患者の価値観や思いに寄り添った支援が可能になった．意思決定支援に難渋する患者に関しては，PCTへの相談や多職種による患者・家族面談のセッティングを行うこともある．

2）外来患者心不全多職種カンファレンス：隔月

　外来看護師サポート面談を行っている患者に関して，2か月に1回多職種カンファレンスを施行している．心不全患者は入退院を繰り返す患者が多いため，病棟と外来スタッフが一緒に支援目標を話し合うことで，外来から入院に移行してもシームレスな支援を行うことが可能になる．

3）地域医療機関との情報共有

　久留米大学病院のカバーする医療圏は，筑後地区を中心に福岡県南部，佐賀県東部，大分県西部と非常に広範囲にわたるため，多くの患者がかかりつけ医との併診である．そのため，特に意思決定に関する情報をかかりつけ医と共有する必要がある．医療ソーシャルワーカーと協力しての情報提供や，外来HSTカンファレンスへのかかりつけ医の参加，訪問看護ステーションと外来看護師の連携なども行っている．

4―チームの強み

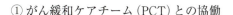

① がん緩和ケアチーム（PCT）との協働
- 難しい症状緩和や意思決定支援について，PCTによる専門的なサポートを得ることができる．必要があれば患者説明に緩和ケア医師の同席を依頼することも可能である．
- PCTの精神担当医師との連携が強固であり，精神サポートに関する継続的な支援が受けられる．またいつも同じ精神科医師のサポートが得られることで，患者の安心感につながる．
- PCTの俯瞰的な視点を得ることで，支援の選択肢の幅が広がる．
- 協働することで緩和ケア診療加算を算定できる．

② "いつの間にか緩和ケア"を実現するための機能的なチーム
- 心不全多職種支援から心不全緩和ケア，植込型VAD支援までをシームレスに担うチームである．
- 外来から病棟までカバーしたチームであり，継続的な支援が可能である．
- HSTの担当医師は心不全・心筋症班の医師がメインであり，治療方針とリンクした多職種支援を行いやすい．

- 主に循環器内科内での活動であるため，主治医チームにとってコンサルテーションしやすい立場にある．
- 心臓血管外科医師もHSTに所属しているため，心臓移植やVADの意思決定支援の状況が早期から共有できる．

③ 大学病院ならではの強み
- 周辺地域に多数の関連病院があり，当院入院患者の長期療養先となることも多い．大学病院で心不全緩和ケアを学んだ医師が関連病院へ出向することで，地域に心不全緩和ケアの輪が広がりつつある．

5─チームの課題

- コンサルトしやすいため，チームに依存しがちな状況が生まれやすい．
- HST専従スタッフおらず，すべてのメンバーが通常業務との兼務で活動しているため，負担が大きくなりやすい．
- 大学病院という特性上カバーする医療圏が広いため，患者の居住する遠隔地域の医療資源が十分に把握しきれず，在宅移行への障害となっている．
- 心不全に緩和ケアが必要であるという意識は広まったが，"早期からの介入"という視点は成熟していない．
- HSTメンバーのコミュニケーションスキルは発展途上である．
- 継続的な活動のため，次世代のチームを担う人材育成が必要である．
- 高度救命救急センターとの連携が不十分である．
- 介入患者が他科に入院した際に継続支援をするシステムが確立できていない．

6─チーム活動から見えてきたもの

　心不全は増悪寛解を繰り返す経過の中で，治療自体が症状緩和につながることも多い．一方で，心不全治療の発展に伴って治療選択肢が増えたことにより，患者がさまざまな意思決定を迫られる場面も多くなった．侵襲的な治療を選択する際の意思決定支援や，治療自体や，その待機期間中に認める身体的・精神心理的苦痛を緩和することも緩和ケアの役割である．終末期の緩和ケアにだけフォーカスを当てるのではなく，心不全の経過の中で，治療や再入院予防のための多職種支援などと並行しながら，患者・家族のQOLを維持するための"一つの手段"として緩和ケアを考えていく必要がある．

　また，ACPは外来で早期から行うほうが，患者が受け入れやすく，医療者の抵抗も少ない印象にある．ただし，数か月に1回しか受診しない患者の場合は，継続支援が難しいため，かかりつけ医との連携が重要となる．加えて，患者だけでなく家族ともあらかじめ対話ができる関係になっておくことが望ましい．当初ACPを積極的に進めることについて心理的抵抗をもつスタッフも少なくなかった．しかし，「心不全共本」を用いながら，あまり構えず，心不全

患者教育の一環としてACPの紹介を続けるうちに，患者は将来のことに関する対話を望んでいることをスタッフ自身が身をもって感じるようになった．患者のさまざまな思いをじっくり聴く場をつくるということだけでも，大きな意味があると考える．また，患者の思いの多くに環境要因が影響しており，「家族に迷惑をかけたくない」という気持ちをもっている患者は多い．患者の思いと家族の思いをつなぐ存在として，多職種チームが果たす役割は大きい．

7 ― 今後の展望，チーム立ち上げ検討中施設へのメッセージ

　最も重要なことは，持続可能なチーム運営である．チーム立ち上げ時にはイニシアティブを取る医療者の存在が必要であるが，その後はいかに"息切れ"を起こさないチームであるかが求められる．そのためには，病院内の正式な組織として上層部に認定してもらうこと，特定の人に頼ることなく運営できるシステムをつくること，そして専門職ごとにしっかりとした役割分担をつくることが重要であると考える．また，1から新たなチームを立ち上げるよりも，既存のシステムを生かすほうがチーム立ち上げの負担は少ない可能性が高い．

　今後の展望として，「心不全共本」の有用性の評価，緩和ケアの質評価の実践，関連病院への心不全緩和ケアのさらなる普及，地域医療機関との連携強化などを目指している．この領域はまだまだ発展段階であり，どのような取り組みが正解かはわからない．しかし，個々の医療環境のリソースに合わせて，できることから少しずつ始めていくことが大切だと考える．

〔中島菜穂子，柴田龍宏〕

D 亀田総合病院
―心不全，緩和ケア両チームの取り組みと連携の現状―

1 ― 両チームの紹介

a. 心不全チームの紹介

　当院では，循環器医師と急性・重症患者看護専門看護師がリーダーとなり，2012年4月に心不全チーム医療推進プロジェクトを発足した．心不全チームを立ち上げる際には，各部門長が心不全チームの必要性・意義を説明し，チームメンバーの選出に同意を得た．私たちは，心不全患者と家族へ，入院中，在宅，外来など患者の生活のあらゆる場で，治療，セルフケア，精神面などを含めた疾病管理に関するケアを提供できる専門職を揃えた心不全チームの構築を目指した．チームメンバーは，医師，看護師（急性・重症患者看護専門看護師，慢性心不全看護認定看護師，循環器病棟師長および看護師，訪問看護師，外来看護師），薬剤師，臨床検査技師，臨床工学技士，理学療法士（心臓リハビリテーション指導士），管理栄養士，心理士，医療ソーシャルワーカー medical social worker（MSW），ケアマネジャーの10職種からなり，現在活動を続けている．

b. 緩和ケアチームの紹介

　現在の緩和ケアチームコアメンバーの構成は以下のとおりである．医師4人（うち，3人は疼痛・緩和ケア科医師で専従，1人が精神科医師で専従），専従看護師1人（緩和ケア認定看護師），薬剤師3人（うち専任1人は緩和薬物療法認定薬剤師），MSW1人，心理士1人，リハビリ療法士数人，チャプレン1人（常勤で緩和ケア室専従），事務スタッフ（診療部事務室と地域連携室の両方）．

2 ― 両チームの活動内容

a. 心不全チームの活動内容

　心不全チームの目標を心不全患者の再入院予防，在院日数の減少，QOLの向上とし，多職種チームでの効果的なアプローチが行えるように多職種間の共有ツールとして心不全入院指導シート（図4-D-1）を用いて疾病管理プログラムを実践する工夫をしている．また，患者向けに，ハートノートと記録日誌（図4-D-2）を作成し，ハートノートを用いて各職種が患者へ個

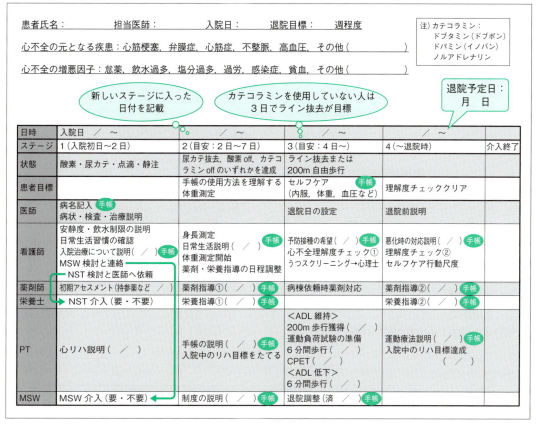

図4-D-1　心不全入院指導シート　軽症～中等症　医療スタッフ用

別指導を行っている．記録手帳は，患者もしくは家族や介護者が，患者の心不全の症状を毎日記録でき，患者や家族自ら異常の早期発見ができ，早期受診行動につながることを目的にしている．当院の記録手帳で工夫しているのは，目標体重を基準として体重の増減をグラフで記載する形式にしており，体重が+2kgを目安に患者に早期受診を促している点である．

　多職種の個別指導後に，患者に心不全の悪化症状や自分の目標体重についてなどの質問項目からなる理解度チェックを行い，患者の知識の習得状況を確認している．さらに，ヨーロッパ心不全セルフケア行動尺度の日本語版[1]をチェックリストとして使用し，セルフケア行動を自己評価してもらっている．

　心不全患者は，息苦しさなどの症状を繰り返すことで死の恐怖や不安を抱きやすく，心不全患者の約20%が抑うつ症状を有することが報告されている[2]．当院では，米国心臓協会American Heart Association（AHA）で推奨されているPatient Health Questionnaire（PHQ-2）およびPHQ-9（図4-D-3）を用いてスクリーニングを行い，表面的にはわからない潜在状態にある抑うつ症状の患者を早期に発見するようにしている．もしスクリーニングの点数にかかる場合は，心理士による専門的な介入を行っている．

　当院では，心不全チームメンバーは，週1回1時間程度，入院中の心不全患者全員のカルテレビューを行う．事前に，各職種が対象患者のカルテレビューを行い，各職種の視点から患者

4章 チームの紹介

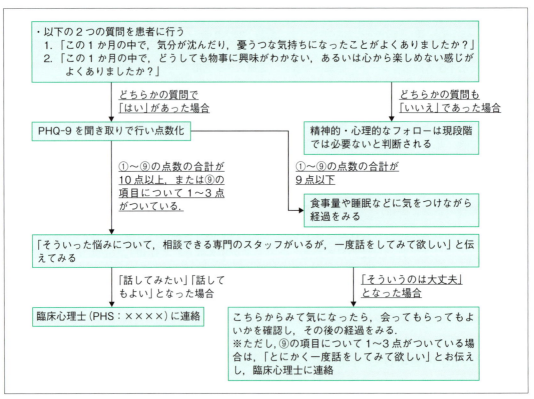

図4-D-2　ハートノートと記録日誌（一部）

図4-D-3　心不全患者に対する精神症状のアセスメント

アセスメントを行い，必要な介入を検討し，電子カルテのレポート「心不全チーム回診」（図4-D-4）に記載する．カンファレンスでは，多職種で心不全患者の再入院予防に向けた個別の目標と計画を話し合い，退院後の訪問看護導入や介護保険など社会的サービスの検討も行う．また，緩和ケアチームの介入が必要な場合，緩和ケアチームへの紹介も行う．入院患者だけではなく在宅でフォローしている心不全患者については，訪問看護師が退院後の経過や生活状況などをチームメンバーへ情報提供している．

b. 緩和ケアチームとそれに関連の深い院内活動

1）緩和ケアチームのこれまでと院内における位置付け

当院における緩和ケアの取り組みは，1992年に在宅医療部が設置されたことに始まる．在宅医療部立ち上げ当時から同部門は，疾患を区別せず，疾患の進行により外来通院困難となった患者や，自宅療養を継続的に必要とする患者に対して，医師，看護師，薬剤師，MSW，栄養士，リハビリ療法士などで構成される多職種の在宅チームが現在まで約25年間在宅緩和ケアを提供してきた．十数年のときが経過し，入院患者にも横断的な緩和ケアやサポーティブケアを提供する必要があるとの認識が高まり，2004年に緩和ケア室が設置され，専従医師，専従チャプレンが招聘された．

筆者（関根）が2007年2月に現職に赴任した際に緩和ケア科が新規に創設され，緩和ケア外来部門も新たに設置された．緩和ケアチームは発足当初より，がん，非がんといった疾患を区別せず，痛みや苦痛の強い患者と家族をサポートの対象としてきた．その結果，現在まで約10年間，がん，非がんの入院コンサルテーション件数は，がんが約8割，非がん疾患（さまざまな疾患を含む）が約2割という分布割合で推移している．なお，当院は，緩和ケア専門ベッドをもっていないため，専門ベッドの入院審査を疼痛・緩和ケア科外来で行う必要がなく，純粋に症状緩和目的の外来を毎日開いている．午前の外来は化学療法棟で実施しており，がん患者のみを対象とし，"がんサポート外来"という名称で呼んでいる．緩和ケアは末期という印象をもつ患者（家族）が根強いため，患者と家族の初めて受診する際の心理的負担を減らす目的で，緩和ケアの文言をあえて外している．午後の外来枠は，月〜金まで毎日診察枠を設け，疾患によらず，痛みや苦痛の強い方の診療を行っている（重症かつ末期の方が優先と表示）．

2016年度診療実績は，入院患者のコンサルテーション依頼件数：320人（がん：270件，非がん：50件）．このうち，心不全を有する入院患者は15件であった．疼痛・緩和ケア外来（疾患によらない外来）の患者数は，のべ1,607人，がんサポート外来の患者数はのべ512人であった．

院内で緩和ケアチームは，「地域における急性期病院の中で，多様な疾患による痛みや苦痛で困っている患者とその家族を横断的にサポートするチーム」とみなされている．院内の横断的なチームとしては，感染症チーム，栄養サポートチーム nutrition support team（NST），リハビリチームなどがあるが，横断的にサポートするという点ではこれらのチームの位置付けと変わらない．以上をまとめると，当院の緩和ケアの特徴は以下の点にまとめられる．

①在宅医療部が当院の緩和ケアの端緒であり，在宅医療の中で，疾患を区別しない緩和ケアの提供を過去25年積んできた実績があり，心不全疾患においても他の疾患同様に，入院と在宅のスムースな連携に寄与してきた．

◆サマリー
収縮不全 or 収縮能保持：　　　　　　　　　現在の NYHA：
虚血 or 非虚血：　　　　　　　　　　　　　AS の有無：
心不全入院歴（年月日）：　　　　　　　　　デバイス：
BNP：　　　　　　　　　　　　　　　　　心不全手帳：

＜現病歴＞
独居：　　　　　　　　　　　　　　　　　飲酒歴：
喫煙歴：喫煙：　　　　　　　　　　　　　かかりつけ医：

身長：　　　　　　　　　　　　　　　　　体重：
認知機能：

合併症：□高血圧, □脂質異常症, □糖尿病, □慢性腎臓病, □心房細動, □貧血, □COPD, □喫煙,
　　　　□睡眠時無呼吸, □うつ病, □不眠

・推奨される薬剤
　　□ACE 阻害薬 /ARB, □β遮断薬, □MRA, □スピロノラクトン, □スタチン, □抗凝固薬

・避けた方が良い薬の服用
　HFrEF：□チアゾリジン系, □NSAIDs, □ACEI＋ARB＋MRA 併用,
　　　　　□eGFR＜30, K＞5.0 への抗アルドステロン薬, □I 群抗不整脈薬＋ソタロール, □mostCCB

・利尿薬
　入院時使用薬剤
　入院後 48 時間以内に使用した投与量　　　　　現在の投与量
　トルバプタン

・血液・生化学検査
　ヘマトクリット　　　　　　　　　　　　　　尿素窒素
　Alb　　　　　　　　　　　　　　　　　　　クレアチニン
　Na　　　　　　　　　　　　　　　　　　　K
　BNP

・体重・除水量

◆リハビリテーション
　CPET　　　　　　　　　　　　　　　　　運動療法禁忌
　運動器疾患　　　　　　　　　　　　　　　脳血管疾患
　連続歩行距離　　　　　　　　　　　　　　制限
　6MWD　　　　　　　　　　　　　　　　SPPB
　歩行速度　　　　　　　　　　　　　　　　LSNS-6
　InBody（筋量）　　　　　　　　　　　　　Mini Mental State Examination-Japan（MMSE-J）

◆食事療法推奨
　MNA 評価　　　　　　　　　　　　　　　栄養指導
　栄養管理法　　　　　　　　　　　　　　　*摂取量　主食：全量 / 副食：全量

◆ソーシャルサポート
◆ワクチン推奨
　□インフルエンザワクチン, □肺炎球菌ワクチン

◆推奨まとめ
　ACE/ARB 導入検討
　CPET 推奨
　ワクチン確認　など

図4-D-4　「心不全チーム回診」のレポート項目

②緩和ケアコンサルテーション活動においても，過去10年間一貫して疾患を区別しない横断的なサポートを，入院と外来において実践し強化してきた．
③外来部門（疾患を問わない午後外来）では，がん以外の疾患の受療ニーズが高い．

2）緩和ケアチームによる病院横断的な疼痛オーディット（院内監査）[3]

　当院緩和ケアチームでは，2010年1月から薬剤部主導型で疼痛に関する横断的な院内オーディット（監査）活動を現在まで継続している．この活動の対象は産科，新生児科を除く全病棟（24病棟）を含み，がん，非がんを問わず強オピオイドが処方されている全入院患者（約800人）を網羅的にモニタリングしている．

　週に1回，毎週，薬剤師，医師，看護師のチームメンバーが集まり，電子カルテ画面をスクリーンに映して全員で閲覧しながら，強オピオイド鎮痛薬が処方されているすべての患者のうち，緩和ケアチームが未介入の患者への，オピオイドの適正かつ安全な処方について，多職種カンファレンス方式で確認項目をチェックし，推奨事項をカルテ入力して主治医にフィードバックする方式をとっている．最終的に主治医にフィードバックする患者は各回30～50人であり，そのうち，がん患者が9割，非がん患者が1割を占める．悪性腫瘍のない心不全患者はこの1割に含まれる．

　当院ではすべての入院患者に対して，各勤務帯に病棟看護師が患者のペインスケールをバイタルサインとしてnumerical rating scale（NRS）を用いた疼痛スコアのカルテ入力を日常業務に組み込んでいる．この疼痛オーディットでは，突出痛に対する鎮痛薬（レスキュー）の使用後にペインスケールが改善しているかについても確認している．チェックリスト項目内容は多岐にわたり，①疼痛評価を適正に行っているか，②オピオイド鎮痛薬が十分な用量を処方されているか，③レスキューは突出痛に対応できているか，④副作用（便秘，眠気，悪心嘔吐，せん妄など）への対策は行われているか，の他にも，⑤ペインスケールの記載にもれがないか，⑥内服レスキューのベッドサイド自己管理を行うべきか確認ずみかどうか，⑦患者自己調節鎮痛法 patient controlled analgesia（PCA）ポンプの処方が適正かつ安全に実施されているか，⑧非がん疼痛へのオピオイド処方が安全かつ適正に実施されているか，などについても審査している．

3）緩和ケア運営委員会の役割（院内緩和ケア改善策を多角的かつ民主的に話し合う場）

　当院では，緩和ケアチームとは別組織として，2013年3月に緩和ケア運営委員会を設置した．この委員会は，院内に所属する各病棟配属の看護師，訪問看護師など，緩和ケアに従事した経験がありかつ関心の高い看護師が各配置先のリンクナースとして参加し，その部門の困りごとを相談できる場所として，また重要事項の教育や伝達の窓口として機能している．緩和ケアチームは各患者のコンサルテーションによって患者の個々の事例を扱うが，緩和ケア運営委員会は病院全体の緩和ケア方針や対応方法について，多職種の関係者間で民主的に討議し，方針を決定する場である．この委員会では緩和ケアチームにコンサルテーションを依頼する側から，腫瘍内科，総合内科，乳腺科，消化器内科から代表者を1人ずつオブザーバーメンバーとして招聘し，緩和ケアチームへの要望を随時ヒアリングできる体制を有している．今後，心不

全の緩和ケアを院内横断的に向上させるために，循環器内科医師と循環器病棟看護師長を委員会メンバーに招聘することも検討している．

3 — 心不全，緩和ケア両チームをつなぐ活動の紹介

a. 院内外の心不全勉強会の開催

　非がん疾患にも緩和ケアを提供すべきであるという意見が関連学会などで高まってきたことを契機に，非がん疾患の各領域について各疾患の終末期指針を学ぶ合同抄読会を2014年度に院内で初めて緩和ケア科が企画した．対象は循環器内科（心不全の緩和ケア）の他，呼吸器内科（慢性閉塞性肺疾患 chronic obstructive pulmonary disease（COPD），間質性肺炎など，肺がん以外の呼吸疾患の緩和ケア），腎臓高血圧内科（腎不全，透析患者の緩和ケア），脳神経外科，神経内科（脳卒中の緩和ケア）の5科である．また，2014年度より，循環器内科医師，循環器内科病棟看護師，心不全リハビリスタッフを参加者として，『心不全患者における緩和ケア』の講義を毎年1回緩和ケア医師が担当している．地域における啓発活動としては，2014年9月に，安房地域における多職種合同勉強会（第35回安房医療ねっと）で「自宅で心不全患者を看守るために」をテーマに循環器内科医，管理栄養士，心不全チーム（ICU/CCU）看護師長，緩和ケアチーム医師がそれぞれの立場から講義を行い，その後，会場と意見交換する場を設けた[4]．また同地域の心不全緩和ケアのネットワーク構築のために，『安房地域包括的心不全ケア勉強会』が昨年度設立された．今後はその活動の本格的な始動が待たれる．

b. 事前指示委員会の活動 ─心不全緩和ケアと関連の深い委員会活動─

1）委員会発足の経緯

　今から約10年前に，院内の医療の質改善 quality indicator（QI）プロジェクトの一環として，内科病棟の患者のカルテ調査が行われ，蘇生コードがどこに記載されているか，その意思決定のプロセスが診療録に記載されているかについて調査された．その結果，蘇生コードがカルテに一言のみ記載されている場合が多く，いつ，誰が，誰に対して，どのような説明を行ったのかなどの事前指示に関する重要事項の記載が診療録にない，もしくは不十分なケースが非常に多いことが判明した．また，蘇生コードの記載場所がカルテ上に統一していないことも問題提起された．2012年夏，DNR（do not resuscitation）であることは，心肺蘇生以外の積極的治療もすべて行わない方針と同じと，誤って認識する医療者が多い状況を鑑み，正しく事前指示を扱う診療を院内に普及させることや，その院内統一書式の運用の必要性が診療部長会で討議され，2012年10月に院長の命にて事前指示委員会が発足した．

2）委員会メンバーとその役割

　メンバーは緩和ケア科部長，緩和ケアチーム専従看護師の他，救命救急科部長，集中治療科部長，総合診療科部長，神経内科部長，腎臓高血圧内科（透析科）部長，循環器内科部長，集中治療室看護師長，内科混合病棟師長，MSW，医療情報管理室事務職員，事前指示に関心の

高い研修医（オブザーバーメンバー）を含む．同委員会が扱う対象患者は急性期，亜急性期，慢性期を問わず，入院，外来を問わず，院内および将来的には周辺地域を含めた事前指示書の活用とその普及のあり方や，事前指示を取り巻く現状の把握と問題点の改善に関する話し合いを現在まで定期的に続けている．

3）事前指示委員会活動が，院内横断的な緩和ケア向上に寄与する効果

　循環器内科，救急，集中治療といった超急性期を扱う診療科，すべての内科疾患を総合的に扱う総合内科，慢性疾患や難病をみる神経内科，多臓器の合併症が多いハイリスク患者を扱う透析科，高度進行期や末期患者を扱う緩和ケア科の責任者と，集中治療，内科全般，および緩和ケアを担当する看護師らが一同に集う．このため，院内の幅広い多様な疾患の事前指示の現状と問題点を把握し，終末期の意思決定における困りごとを関係者間で共有できるメリットがある．ときに，メンバー間で意思決定支援のあり方における信念対立も見え隠れするが，異なる立場からの価値観を共有する場を設けることで，少しでも患者（家族）のために，協働してよりよい終末期における医療コミュニケーションを模索する場となっている．当院では，病院全体として，すべての患者とその家族によりよい終末期ケア，緩和ケアが行き渡ることを目標としているが，発足より現時点で丸5年が経過した同委員会活動は，すべての診療科がおのおの異なる疾患群患者において，終末期の痛みや苦痛を減らすための努力（緩和ケア）を推進する活動の基盤となりつつある．

4 ― 心不全チームからみた活動開始後の問題点

　心不全患者の再入院の予防，QOLの向上に向けて，心不全チームが活動する中で，当院では，心不全患者に対して「緩和ケア」について十分議論されず，介入されていないことが課題であった．実際，心不全患者を看護している看護師の中には，「患者に予後の話が十分にされていないのではないか？」とか，「もう少し苦痛を緩和できないのか？」といったジレンマを抱いている人が少なからず存在した．それには，当院の心不全チームメンバーには，緩和ケアチームのメンバーが存在していないことも背景にあったと考える．そこで，心不全チームメンバーや循環器医師に対して，緩和ケアの医師に勉強会を開催してもらった．その勉強会では，循環器医師から「緩和ケアのタイミングが難しい」「患者へどのタイミングで予後のことを話せばよいのか」「オピオイドの使い方が難しい」などの疑問や悩みが話され，緩和ケア医師とディスカッションが行われた．循環器医師と緩和ケア医師との交流により，コンサルテーションをしやすい関係づくりが構築されつつある．定期的に緩和ケア医師に勉強会を引き続き行ってもらい，緩和ケア医師と心不全患者へのオピオイドの使用方法を検討している．まだ，心不全患者の緩和ケアについては検討課題があり，今後も緩和ケアチームと心不全チームの両チームが協働して心不全患者の緩和ケアを行っていきたいと考えている．

5 ― 今後の課題とチーム立ち上げ検討中施設へのメッセージ

a. 心不全チームが考える今後の課題

　心不全チームを今後立ち上げる際に，チームの構成メンバーに緩和ケアチームのメンバーを入れておくことが重要だと考える．当院では，緩和ケアチームはすでに活動しており，チームとして確立していたため，心不全患者で緩和ケアチームに介入してほしい事例のみ，コンサルテーションをするという形式になっている．しかし，心不全患者の症状緩和は，全心不全患者に必要であり，心不全チームからのタイミングではなく，緩和ケアの専門である認定看護師や専門医の視点で，心不全患者に早期に緩和ケアを介入する必要があると考える．当院でも緩和ケアチームメンバーに心不全チームの多職種カンファレンスに参加してもらい，緩和ケア専門の視点でカルテレビューし，心不全患者の症状緩和，QOL向上へ心不全チームとともに活動してほしいと考えている．また，医師からの緩和ケアチームへのコンサルテーションだけではなく，病棟看護師から緩和ケア認定看護師へ心不全患者の緩和ケア依頼が気軽にできる連携をつくっていくことが心不全チームメンバーの看護師の課題である．

b. 緩和ケアチームの今後の課題と チーム立ち上げ検討中施設へのメッセージ

- 心不全チームからの課題で述べられているように，当院でも心不全チームと緩和ケアチームの協働作業はまだ始まったところである．現在は，おのおの別に実施している多職種カンファレンスのメンバー間交流などの試みを通じて，両チームの連携作業により患者ケアの向上につなげていきたい．
- **図4-D-5**に示すように，心不全，緩和ケアの両チームに在宅チームを加えた3チームが連携することによって，地域包括ケア医療圏に含まれる大小異なる病院および療養・介護施設と顔の見える関係づくりを発展させ，地域全体の心不全緩和ケアの質向上に取り組むことが今後の課題である．
- 緩和ケアチームは，心不全の診療になれていない場合が多いため，心不全チームと連携し，個々の事例を丁寧に診療しながら，心不全の緩和ケアにおけるスキル向上に努める必要がある．そのために定期的な勉強会の開催を院内外で行っていくことが有用と考える．
- 緩和ケアチームは今後，がん，心不全に関わらず，すべての死に至る慢性疾患を対象にすることになるだろう．このため，緩和ケアチーム担当医師は緩和ケアを専門とする前に，内科の全般的な臨床研修を行っていることが望ましい．そして，基本的緩和ケアを総合内科医に担当してもらえるよう，心不全を含むすべての慢性疾患における緩和ケアを底上げする教育を院内横断的に進めていくことが重要である．
- 医療者が自らの死生観を涵養し，死は生命サイクルの一部であることを受け止めて，終末期における望ましい最期を目の前の患者がどう過ごされることが望ましいかについての話し合いを避けずに，タイムリーに行えるよう，他のチームメンバーと協力して，進めていく必要

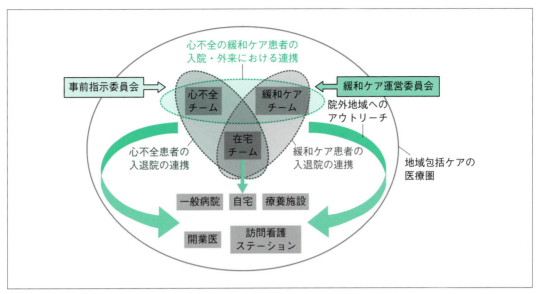

図4-D-5　院内心不全，緩和ケア，在宅の3チーム間の連携関係と院外へのアウトリーチ

がある．
- 心不全における望ましい終末期ケアのあり方の具体的内容が学会ガイドラインの指針などに示されている．定期的にガイドラインに照らして院内の心不全緩和ケアの現状データを把握し，心不全チームと緩和ケアチームの両者が協働し，患者と家族のQOL（QOD）向上のために取り組みを進める必要がある．
- 施設ごとに得意分野が異なるため，他施設の先進的な取り組みや失敗例を参考に，特色ある取り組みが今後発信されていくことを期待する．

〔関根龍一，飯塚裕美〕

文献
1) Kato N et al：Validity and reliability of the Japanese version of the European Heart Failure Self-Care Behavior Scale. Eur J Cadiovasc Nurs. 2008；7(4)：284-9.
2) Rutledge T et al：Depression in heart failure a meta-analytic review of prevalence, intervention effects, and associations with clinical outcomes. J Am Coll Cardiol. 2006；48(8)：1527-37.
3) 川名真理子ほか：薬剤師主導型全病院横断的オーディット「オピオイド回診」の有用性の検討．Palliative Care Research. 2015；10(2)：149-54.
4) 安房医療ねっと　https://awairyounet.wordpress.com/

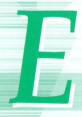
飯塚病院
―総合診療医の活躍する緩和ケアチーム―

1 ―病院およびチーム紹介

心不全緩和ケアチームの紹介の前に，当院とその周辺環境から紹介したい．

a. 当院と周辺環境

飯塚病院は福岡県飯塚市に位置する筑豊医療圏唯一の三次医療機関で病床数は1,048床である．2018年で100周年を迎える歴史があり42診療科が設置されている．飯塚保険医療圏に位置し，隣接する直方・鞍手保険医療圏，田川医療圏の急性期医療も担っている．近隣の入院病床をもった病院は200床前後で，心臓カテーテル治療やデバイス治療は専ら当院で行われている．2018年にはハイブリット手術室も完成し，構造性心疾患に対するカテーテル治療の開始を予定している．先天性心疾患に対するカテーテル治療，心臓移植や植込型補助人工心臓の治療は実施しておらず，40km離れた九州大学病院に紹介している．筑豊地域は高齢化率32.7%（2016年度）と全国平均より高く，脳梗塞や心不全などの循環器疾患での入院症例は着実に増え続けている．筑豊地域での心不全の1日入院患者総数は2010年で約100人であったのに対し，2030年には140人超になると予想されている．

b. 当院の循環器診療

飯塚病院において，2015年度は心不全の入院は239例で，うち単回入院が108例，2回入院が88例，3回以上入院が43例であった．死亡時の主病名が心不全だった症例は12例であった．高齢化，心不全再入院，心不全死といった心不全患者の爆発的なパンデミックの予兆はすでに当院ではみられている．これに対応すべく，2017年6月から「心不全ケア科」が新設された．循環器内科が入院や急性期診療を担い，心不全ケア科では外来診療，心臓リハビリテーション，のちに説明する心臓病教室のマネジメントを行うことで，これらの喫緊の問題へ取り組んでいる．

当院には慢性心不全認定看護師・専門看護師はおらず，各病棟・外来の看護師がセルフケアモニタリングや再入院予防のための教育を担っている．その代表的な取り組みの一つが心臓病教室である．対象は心不全・虚血性心疾患をもつステージB〜Cの外来・入院患者で，スクリーニング・コーディネートは循環器内科医・看護師が担っている．医師・緩和ケア医・理学療法士・薬剤師，管理栄養士がそれぞれの領域で心不全の再入院予防を目的とした講義を1時間程度行う．講義は理解度確認のテストも含まれており，双方向性の講義となるように意識し

て行われている．当院では緩和ケア医が心臓病教室の講師に加わっていることが特徴的である．「もしバナゲーム©iACP」を用いたアドバンス・ケア・プランニングadvance care planning（ACP）の導入や「緩和ケア」という言葉を覚えてもらうことを目的としている．外来心臓病教室への参加者は現時点で15人だが，「緩和ケア」という言葉について聞いたことがある人は4人と少ない．まだまだ啓発が必要な段階だと感じている．

また，外来・入院の両方で心臓リハビリテーションを実施している．心臓リハビリテーション指導士は6人いる．週1回の心臓リハビリテーションカンファレンスでは医師，専属の看護師，理学療法士と情報共有・勉強会を行っている．入院心大血管リハビリテーションの延べ人数は21,699人/年，外来心大血管リハビリテーションの延べ人数は1,185人/年である．

c. 当院の総合診療科（病院総合医；ホスピタリスト）

当院は日本で最大規模の総合診療科がある．「日本の総合診療を創り，動かしていく」というビジョンのもと設置され，現在は所属医師58人であり一つの大学医局と同等の規模をもつ．また所属医師のうち33人は卒後3～5年目の後期研修医であり「出る杭はもっと伸びよ」という部長のもと，それぞれがどういう形で医療に貢献できるかというマインドをもって診療に携わっている．当院の総合診療医の役割として①診断，②病棟診療，③家庭医療，④卒後臨床教育がある．心不全患者の入院診療を担当することもある．循環器内科との住み分けに明確な基準はないが①心機能の低下した心不全heart failure with reduced ejection fraction（HFrEF）の症例，カテーテル治療やデバイス治療などの侵襲的治療が必要な症例は循環器内科，②心不全だけでなくマルチプロブレムのある症例，社会環境調整の重みが大きい症例は総合診療科というようになっている．両科の敷居は低く，互いにコンサルテーションを行いながら診療を行っている．また総合診療科に所属する後期研修医は8割が緩和ケア科をローテーションし，そこで近隣の提携している小病院・施設での在宅医療を経験する．2015年から総合診療科・緩和ケア科フェローシップという総合診療医のsub-specialtyとして緩和ケアを選択するコースも設置されており，半年間ホスピタリストとして，半年間緩和ケア医として勤務し，両科の橋渡し的な役割も果たしている．筆者は飯塚病院循環器科での後期研修を終えたあと総合診療科・緩和ケア科フェローシップに所属し，総合診療医として循環器緩和ケアチーム（ハートサポートチーム）の一人として活動をしている．

上記の通り，心不全入院は主に循環器科，総合診療科が担当をしている．

d. プライマリ・ケア

飯塚病院の緩和ケア領域に関して関わりの深い施設を2つご紹介したい．1つは同じ市内の松口循環器科・内科医院である．無床診療所であり，2016年度は年間延べ患者数320例/年間訪問診療・往診2,159件であった．同院では飯塚病院循環器科の医師が週1～2回外来診療を担当し，総合診療科・緩和ケア科の医師が週4～5コマ訪問診療を行っている．同院はプライマリ・ケア医，循環器医，緩和ケア医が一同に会するユニークな診療所になっている．

もう1つは頴田病院がある．96床の小病院で2016年度は年間延べ患者数431例/年間訪問診療・往診8,394件であった．そのうち36例が心不全である．同院は年間99例の看取りを行っ

ており，うち5例が心不全死であった．当院の総合診療科所属の医師が6人と家庭医療コースの後期研修医が9人所属している．また当院の緩和ケア科も週4コマ訪問診療を担当し，飯塚病院のホスピスから在宅へ，継続した医療・ACPを実践すべく密な連絡・人材交流を行っている．

e. ハートサポートチーム

1) 構成メンバー

　ハートサポートチームという名で2017年5月に誕生した．心不全ケア科医師，総合診療科医師，緩和ケア科医師，慢性疾患看護専門看護師，リエゾン精神科看護師で構成されている．緩和ケア科医師2人も過去に総合診療科での後期研修医・アテンディングを経て緩和ケア医として診療を行っているため総合診療医としての土台がある．今後各病棟のリンクナースの設置，理学療法士，薬剤師，管理栄養士，医療ソーシャルワーカー medical social worker (MSW)，心理士も加えたチームへの拡大を予定している．

2) 病院内でのチームの位置付け

　循環器科/総合診療科と緩和ケア科の橋渡し役として機能している．がん診療であれば緩和ケアチームの介入が行われているが，非がん疾患である循環器科では終末期診療であっても循環器病センター内での対応に限られていた．そういった場合に主治医・病棟をサポートする役回りとしてハートサポートチームが機能している．

3) 活動内容

・スクリーニング

　毎朝モーニングカンファレンスで診療に困る症例や緩和ケア介入を考慮したほうがよいケースに関して議論される．また毎週1回行われる医師（循環器科，心不全ケア科，総合診療科，緩和ケア科），看護師，理学療法士，薬剤師，栄養士，MSWの参加する多職種カンファレンスでも情報共有されハートサポートチームの後方支援を開始する（図4-E-1）．

・後方支援と直接介入

　まずハートサポートチーム担当医はカルテの確認を行い，担当医・担当看護師から困っていることを聴取する．その上で緩和医療の観点から問題点の整理を行い，メンバーから各部署へアドバイスを行う．主治医・患者から診察の依頼があれば病室へと出向き直接面談，診察を行う．終末期症例で，心不全治療より緩和医療のウェイトが大きいケースであれば緩和ケア科に転科も考慮される．また在宅医療を導入する場合ハートサポートチームの医師が継続して訪問診療を行うことも可能である．

・実際の介入例の紹介

　ハートサポートチームに求められる役割として①症状緩和，②意思決定支援，③療養の場の選定，④心理サポートがある．それぞれの介入理由割合は図4-E-2の通りである．

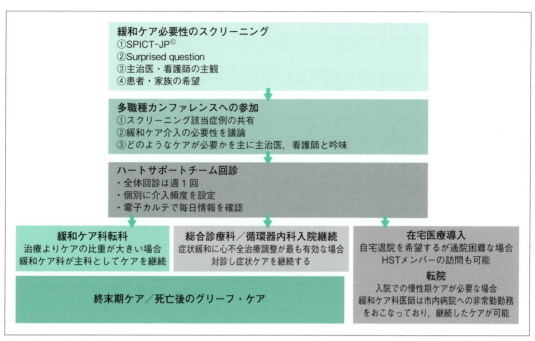

図4-E-1　飯塚病院ハートサポートチームの介入フロー

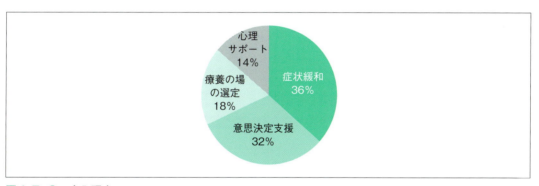

図4-E-2　介入理由

2 ― 事　例

　いくつか症例の介入例について紹介する．なおいずれの症例もプライバシー保護のため内容に修正を加えている．

チームで意思決定支援を行った事例

【患者情報】60代男性．統合失調症があり兄弟で自宅生活をしている．半年前に左冠動脈主幹部の心筋梗塞を発症し，発症後数日経って当院を受診した．心機能は著明に低下していたが集学的治療により改善し，一度は自宅退院をした．その後も心不全での入退院を繰り返していた．今回も心不全の急性増悪で入院となり治療を行っていたが，敗血症・播種性血管内凝固症候群を併発した．精神状態も不安定となり，主治医チームにはマルチプロブレムへの対応が求められていた．制御困難な病態も多い一方で，キーパーソンの長兄は強い集中治療の希望があった．循環器科のカンファレンスで緩和医療の必要性が吟味され，ハートサポートチームに意思決定支援目的に依頼があった．まず，チームの緩和ケア医が家族に対し面談を行った．

【家族面談】

長兄：私は断固として集中治療を行って欲しい．医療で人を殺すことはあってはならない．

次兄：でも本人はものすごく苦しそうにしている．最期くらい好きなものでも食べさせて楽に逝かせたほうがいいのではないか…

緩和ケア医：どうしてそのようにお考えになるのか，お話してもらえませんか？

長兄：…私自身も今の弟の状態を見て，そう長くないだろうなと思っている．でも長男として，弟の世話を今までしてきた中でその努めを果たさないといけないとも感じている．もし，自分が「治療の手を引いてください」と言って弟が亡くなりでもしたら自責の念に耐えられない気がして…

次兄：自分も2年前に心筋梗塞をしていて，とても苦しかった．でも弟のほうが症状もつらそうだ．そんな思いをさせるくらいなら，もう症状を取る治療でよいのではないかとも思う….

（こののち，本人の生い立ちや兄弟の関係，身の回りのことについてのlife reviewを行い，本人と兄弟の人生観を共有した）

緩和ケア医：なかなかお話しにくい話題にも関わらず，お話してくださりありがとうございました．お二人とも，とても弟様のことを心配し，気遣っていることが伝わってきました．一つお話しておきたいのは病気の治療と症状のケアは同時に行えるものだということです．私たちはご本人の症状を取るために，今後も一緒にケアに携わらせてもらえれば幸いです．

【ハートサポートチームミーティング】

循環器主治医：まさか兄弟がそんな関係性だったとは…あまりに意見が違うから，兄弟二人の確執があるのかと疑っていました．治療方針については悩ましいですね．いろんな問題が混ざり合っていて，どれを重視して方針を決めればよいのか….

総合診療医：臨床倫理の四分割表[1]を用いて考えてみましょう．医学的適応はどうでしょ

うか．
循環器主治医：心不全治療と抗菌薬治療は適応があります．手術療法については適応がありません．植込型補助人工心臓や心移植は適応外です．
総合診療医：本人の思いはどうでしょうか．
リエゾン精神科医：敗血症に伴って，精神状態も不安定であり今のところ本人の意思は確認できません．ほかに本人の意思を代弁できる人はどうでしょうか．
緩和ケア医：ご家族とlife reviewをしたときに「ものに頼って生きることはしたくない」という考えを述べることがあったことを聞きました．次の周囲の環境に関してですが，家族の思いがまだまとまっていません．ただ症状の緩和にはフォーカスして欲しいという意見がありました．それぞれ，本人のことを強く思っていらっしゃいます．今後も継続した面談が必要です．
MSW：少し経済的な悩みもあって，焦りがあるようでした．利用可能な社会資源がないか検討と家族フォローを続けていきます．
総合診療医：次にQOLについてです．今一番本人のQOLを阻害しているものは何でしょうか…

　臨床倫理の四分割表について，多職種でまとめながら現在の問題点を整理した．可視化することで解決すべき問題点の重みづけをすることができ，多職種で共有することはそれぞれが抱えていたモヤモヤとした気持ちを昇華させるのに役立った．
　患者は敗血症治療が奏効し，その後，精神状態・心不全も改善した．リハビリテーション目的の転院を経て最終的に自宅退院ができた．当院の心臓病教室にも参加し，「今後の医療」についても関心が高まったという．

在宅医療の導入を行った事例

【患者情報】肝細胞癌に対し繰り返し肝動脈塞栓療法を行っている80代女性．拡張相肥大型心筋症があり，NYHA Ⅱの症状があった．尿路感染症を契機に総合診療科に入院となり一度退院したものの，退院2日後に心不全が急性増悪し再入院した．総合診療科主治医から循環器科医にコンサルテーションされ，トルバプタンなどの利尿薬，βブロッカー，ACE阻害薬の調整が行われた．心不全，尿路感染症もともに軽快したが，家族に「また再燃するのではないか，ずっと入院したままのほうがよいのではないか」という思いが強くなっていた．トルバプタンを使用しながらの転院はハードルが高く，療養の場の選定に関して主治医チームからハートサポートチームにコンサルテーションがあった．

【面談】
長女（キーパーソン）：これまで度々心不全や肝不全，肝臓がんのカテーテル治療で入院

してきたけどその度に悪くなっている．今の状態では家に帰るのは困難だと思う．
本人：家に帰りたいけど，また病院にとんぼ返りするのはつらいね．このまましばらく病院で過ごしたほうがいいのでは…
総合診療医：また再入院するのがご心配ですよね．もちろん転院や施設を考えることも可能です．訪問サービスを使って，お家で過ごすこともできますよ．
本人：家には愛犬もいるし，孫やひ孫もいるから元気が出そうね．看護師さんたちが家に来てくれるなら，なお安心だ．お願いしてみようかしら．

　近隣の病院と連携し，退院前カンファレンスを実施し自宅へ退院した．訪問診療は入院中にハートサポートチームで担当した総合診療医が引き続き担当した．2回目の訪問時（退院1週間後），本人に変化が起こっていた．

本人：ちょっときついね．トイレに行くとすぐ息が上がるよ．
長女：なんだか先週と変わってちょっと顔や足も腫れているし血圧も高くて心配です．

　診察では1週間で2kgの体重増加と浮腫所見の悪化，聴診でⅢ音を聴取し，肺ラ音は増強していた．ポータブルエコーでも機能性僧帽弁閉鎖不全症の悪化があり，心不全の増悪しかかっている状態だと判断した．

総合診療医：少し心不全が再発しかかっていそうです．ですが心配いりません．このまま治療を試みましょう．利尿薬と血管拡張薬を追加します．訪問看護ステーションには特別訪問看護指示書を書きますので訪問頻度を増やしてもらいましょう．

　訪問看護・訪問介護ステーションとはwebでの意見交換を密に行っている．今回は「心不全の際に注意すべき診察所見」「本人や家族の心理状況」「救急搬送や再介入のタイミング」について共有した．ハートサポートチームの総合診療医は週2回の非常勤勤務であったため，それ以外の時間の対応方法については家庭医とも共有した．トルバプタン使用時の口渇や高Na血症などの徴候にも留意しながら，体重についてはループ利尿薬で調整する方針を循環器チームとも相談した．
　訪問看護ステーションも重症心不全の経験は少なく，不安も強かったが密にやりとりを行った．多職種での介入を継続したところ2週間でほぼ心不全は改善した．徐々に家族の心不全に対する理解も深まり，時折浮腫の悪化があるが速やかに対応することで再入院なく自宅での生活を継続できている．

3 ― 今後の展望とチーム立ち上げ検討中施設へのメッセージ

　心不全の9割は診療所，300床以下の病院で管理されている．高齢化により多疾患合併患者

と向き合う必要性が高まり，病院総合医には心不全のトータルケアが，家庭医には在宅医療や外来診療の役割が求められている．

a. チームの長所

飯塚病院HSTの長所は

> ① 総合診療研修を積んだ医師が主軸となってケアを行うことで多疾患合併患者にも対応しやすい
> ② 在宅医療との連携が密であり，退院後も継続したACPを実施できる
> ③ 柔軟な組織構造により，意思決定が早い

の3点がある．

b. チームの短所と今後の課題

まだ立ち上がったばかりのチームであり，課題も多い．

① 診療報酬改定と緩和ケアチームとの連携

2018年4月から末期心不全も緩和ケア診療加算の算定対象となり，末期心不全患者にも緩和ケアチームの介入が可能となった．そのため，当院のHSTが既存の緩和ケアチームと協同して活動を行うことになった．緩和ケアチームはもともと悪性腫瘍に対して介入を行ってきたため，心不全に対する理解に乏しい．そのため，毎朝緩和ケアチームのカンファレンスに参加し，情報共有を行っている．

② スタッフ教育

非緩和領域のスタッフには「緩和ケア」と「終末期ケア」を混同したり，モルヒネは鎮静のために使用するものと理解しているなど，緩和医療の理解や知識の不足が未だに見られる．院内での勉強会を定期的に行い，基本的緩和ケアの啓発を予定している．

c. 今後の展望，チーム立ち上げ検討中施設へのメッセージ

急性期総合病院では心不全緩和ケア領域への人材確保が困難な場合も多い．まずはその施設で使用可能な医療資源を確認し，課題意識をもった仲間を集めるところがスタートラインだと感じている．総合診療医の役割として，患者のトータルケアだけでなく，新組織の立ち上げやマネジメントがあると考えられており，院内での心不全緩和ケアチームの中核として機能するポテンシャルはあると感じている．

心不全の緩和ケアは体制や質について決まった型はなく黎明期である．地域病院・総合病院には大学や循環器専門施設とはまた違った心不全ケアの役割がある．2025年の心不全パンデミックに向けた対策の一つとして心不全緩和ケアに取り組みを始める施設が一つでも増えればと思う．

d. チーム構成

当院のハートサポートチーム構成は**図4-E-3**の通りである．病院内だけでなく，ジェネラ

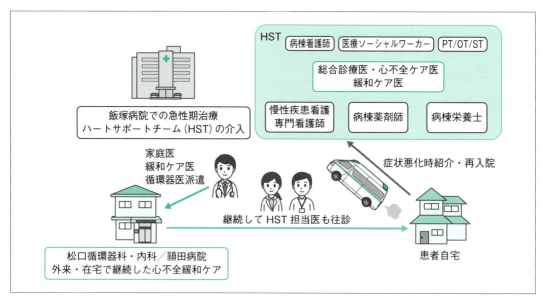

図4-E-3　チーム構成

リストとしての土台を活かして病院外への活動も行っており，今後も地域医療発展に貢献したい．

〔大森崇史，柏木秀行〕

文献

1) Jonsen AR et al：Clinical Ethics：A practical Approach to Ethical Decisions in Clinical Medicine. 3rd ed. McGraw-Hill, 1992.

F 三菱京都病院
―さまざまな変遷を経て確立された総合病院における心不全緩和ケアチーム―

　当院は，京都市西京区に位置する，地域に根差した病床数188床の急性期病院で，循環器内科と心臓血管外科はあわせて48床，同じ病棟で診療しており，それに加えて集中治療室が8床となっている．年間の循環器内科入院数は約1,200人程度で，300例強の冠動脈インターベンション治療，100例程度の開心術を行っている．心不全での入院患者数は年々増加しており，2016年は延べ250人程度であった．比較的中規模の急性期病院においての心不全緩和ケアチームを紹介する．

1 ― 構成メンバー

　当院の循環器緩和ケアチームは，循環器内科医2人，慢性心不全看護認定看護師（心臓病棟の師長）1人，集中ケア認定看護師1人を含む集中治療室看護師2人，病棟看護師1人，理学療法士1人，薬剤師1人，管理栄養士1人，心理士1人からなる．また，緩和ケア内科の部長医師が相談役として存在している．

　循環器内科医は副部長を含む2人だが，2人とも冠動脈インターベンション治療やペースメーカ植え込みといった侵襲的治療から心エコー，病棟管理・緩和ケアまで幅広くこなしている．病棟の看護師は慢性心不全看護認定看護師（心不全CN）を含む2人であり，心疾患患者に携わってきたキャリアが豊富なだけではなく，認定看護師については外来や緩和ケア病棟での経験ももっている．集中治療室の看護師を2人含んでいることも特徴の一つかもしれない．緩和ケアを必要とする患者は，集中治療室と病棟を行き来せざるをえないケースも少なくない．そのため，集中治療室の看護師をメンバーに入れることで，集中治療室における治療方針や患者・家族の想いを共有することがよりやりやすくなっていると考えている．集中治療室内でのお看取りとなる状況でも，病棟において提供できるのと同じような患者・家族ケアが提供できるように心がけている．また，理学療法士，薬剤師，管理栄養士，心理士は，いずれも心臓リハビリテーションチーム（心リハチーム）のメンバーでもあり，心リハカンファレンス，心不全カンファレンスにも常に参加しており，病棟患者の状態をより深く知ることができる状況にある．

2 ― チームの立ち上げ経緯と病院内でのチームの位置付け

　当院では，各種のチーム活動を推進していくために「チーム医療推進委員会」が置かれており，その中には，呼吸サポートチームや栄養・嚥下チームなどさまざまなチームが存在してい

る．心疾患患者に対するサポートチームはこの中の一つになる．

当院では，心リハチームが2005年に発足し，心リハのシステム構築や心リハ外来の設置，患者教育体制の整備，スタッフ育成などを行ってきた．初期は冠動脈疾患患者の二次予防目的や開心術後の回復期リハが中心だったが，体制の充実などにより徐々に心リハを適用できる患者が増え，現在では心臓内科・外科に入院する患者はほぼすべて，禁忌がない限り心リハチームの介入を行っている．必然的に心不全で入院する患者も心リハチームが介入することになり，その対象は比較的軽症でリスクの低い方からかなり進行した重症例まで非常に幅広いものとなる．また，冠動脈疾患患者や開心術後の患者に対する心リハの目的や方法と，心不全患者へのそれとでは，栄養面や体力強化の方法において異なる面も多く存在する．さらに，終末期に近い方のケアを充実するためには緩和といった側面をより強化したアプローチを必要とする局面も多くあり，心リハチームとして培った職種間の連携を残しつつも，より専門的なチームをつくる必要性が生じた．

一方，緩和ケアという観点に目を向けると，当院においても以前は終末期に近い心不全患者へのケアについては一定のプロトコールはなく，いわゆる積極的・侵襲的な治療が最期の段階まで行われていることが少なくなかった．このような状況に，心不全CNを中心に違和感をもつスタッフがおり，2008年頃から心不全に対する緩和ケアが検討し始められた．当初は主治医と心不全CNが相談し，必要に応じて既存の腫瘍内科による緩和ケアチームに依頼する形で個別に介入を行っていた．このような状況だったため，腫瘍内科医が関わって介入する内容としては鎮静薬や麻薬の使用にとどまらざるをえなかった．しかし，そもそも終末期といってもどの程度の段階なのか，本当に積極的治療の可能性が非常に低い状況となっているのか，まだやれることがないのか，といった循環器内科医でないと判断しづらい面も多々存在しており，この点をチームで解決するシステムが必要となった．また，強心薬や利尿薬の容量調節や補液量の調整といった心不全の治療そのものが症状緩和であると考えると，やはり心疾患管理を中心として活動しているチームが関わっていく必要があった．さらに，終末期の医療を考える上で重要となってくるアドバンス・ケア・プランニングadvance care planning（ACP）という観点からみても，心不全の場合にはがんと違って予後予測が困難な場合が多く，この点においても循環器を専門に診療している医師の参加が不可欠であった．これらの考え方がベースとなり，2011年から行っていた心リハのチームカンファレンスとは別に，2013年より後述する心不全カンファレンスを開催するようになった．このカンファレンスには多職種が参加しているが，とりわけ医師については勤務している循環器内科医が可能な限り全員参加するようになっており，このカンファレスを毎週行うことで，重症心不全例に対するチームアプローチが強化された．

以上のような流れで心不全終末期医療に対する考え方の浸透や充実をはかってきた上で，2016年から心不全緩和ケアチームが心リハチームの下部組織という位置付けで新たな活動を開始した（図4-F-1）．

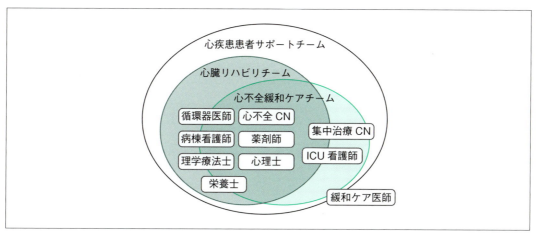

図4-F-1　当院の心不全緩和ケアチーム

3 — 活動内容

循環器緩和ケアチームを立ち上げた際に，下記のa〜eを基軸に活動内容を検討していった．

a. 直接介入（図4-F-2）

1）回　診

入院している心不全患者の中で，全身状態が悪い，あるいは今後の転帰として悪化傾向が予想される方を対象としてメンバーで回診を行っている．主に心不全CNや病棟の担当看護師が対象患者を選ぶことが多いが，看護師からだけでなくチームの医師や主治医からも「この患者さん，回診に入れてほしい」と依頼があることがある．また，当院では重症心不全患者を対象に週1回心不全カンファレンスを行っており，ここには心不全緩和ケアチーム以外の多くのスタッフも参加することになっている．カンファレンスの中では，今後徐々に終末期医療が必要になる可能性が高くなってくるであろう患者への病状説明や意思決定支援のタイミングについての意見が出され，これを契機に主治医が詳しい病状説明を設定していくこともある．さらに，カンファレンスから緩和チームの回診対象者が上がってくることがある．循環器医師，心不全CNが中心となって週1回の回診を行い，対象患者の現在の病態，治療内容を確認する．医療用麻薬（モルヒネ）や点滴鎮静薬（ミダゾラムなど）を使用している患者の場合には，薬剤使用の妥当性，容量，投与方法，副作用の有無の確認を行う．同日夕方の多職種カンファレンスで，回診内容をふまえて今後のケアの方針を決定していく．

* 回診メンバー：循環器医師（2人），心不全CN（1人）（集中治療室では集中ケアCNも参加）
* 抽出方法：心不全CNへ院内メールで医師から依頼，あるいは症例カンファレンスで主治医と一緒に対象者を決定．重症心不全患者の退院時に，主治医から「この患者さんは近いうちに緩和ケアチームが介入しなければいけないかもしれない」と伝えられることも徐々に増えてきている．

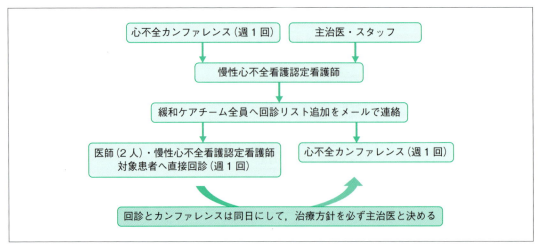

図 4-F-2 緩和ケアチームへの依頼と回診の流れ

* 回診方法：週1回実施
① 朝に回診メンバーで直接患者のベッドサイドで診察
　回診時チェック項目
・患者の病態：身体所見（浮腫の有無，呼吸音），バイタルサイン（血圧，脈拍，酸素飽和度）
・患者の訴え：呼吸苦，倦怠感，疼痛，口渇，瘙痒感など
・現在の治療内容：内服薬，点滴利尿薬，強心薬
・医療用麻薬（モルヒネ），点滴鎮静薬（ミダゾラムなど）を使用中の場合は，容量，投与方法，投与時間，副作用の有無の確認
② 夕方に心臓内科医（参加可能な医師は全員参加）・看護師複数名・多職種による緩和カンファレンスを実施しケアの方針を決定．
・記録方法：回診とカンファレンスの内容を電子カルテ内に記載

2) 遺族ケア（グリーフケア）

　ときにより患者のケア以上に重要となってくるのが遺族のケアである．終末期の患者・家族は患者と同様にさまざまな苦悩を抱えている．患者・家族の心理的，身体的，社会的な苦悩に対して，早い段階から緩和ケアチームが介入を行う．家族の心理，社会的状況を理解して適切なケアを行うためには，信頼関係の構築が必要不可欠である．しかし，いかに早期から家族ケアを行っていたとしても，実際にいざ大切な人が亡くなったときの家族の悲嘆や喪失感は，想像以上に大きなものとなる．グリーフケアとは，大切な人を亡くした遺族がその悲しみを乗り越えて悲嘆から立ち直り，日常生活に適応することをサポートしていくケアである．当院の心不全緩和ケアチームでは，患者が亡くなられたあとに，受け持ち看護師が中心となって遺族へおくやみのお手紙を送り，遺族の悲嘆症状の緩和をはかろうと考えている．おくやみの手紙を送ることは，遺族だけでなく当院スタッフのグリーフケアおよび緩和ケアに対する意識向上にもつながると考えている．

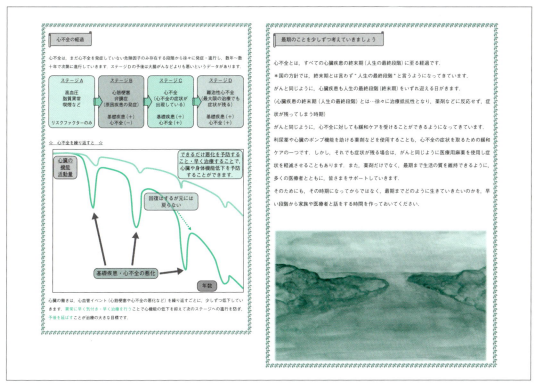

図4-F-3 患者教育用ノートにおける心不全についてのページ

3）患者教育

　当院では，以前から心リハのシステムの中で患者教育に力を入れており，集団・個別指導のプログラムを徐々に整備してきた．現在では，集団指導のプログラムを曜日ごとに設定し，病態や栄養，運動といった項目を個々の必要性に応じて受講してもらっている．心不全についても，病態と今後の経過などについて，なるべくステージBの段階から受講してもらうように促しており，その中で終末期の話についても少し触れるようにしている．患者教育用ノートにもそのような内容を掲載している（図4-F-3）．比較的早い段階から心不全がたどる経過を説明し，今後もし進行した場合にどのようなことが起こりうるのかについての心構えをもってもらうことは，ACPを意識してもらう上で重要であると考えている．

　また，当院には手術を受けた方々を中心に患者会があり，定期的に講演会を開催しているが，そのような場で心不全緩和ケアに関するテーマを扱うこともある．また，緩和ケアや終末期に希望する医療などについてのアンケートを行うこともあり，このようなことを通じて家族と一緒に人生の最終段階について話をするきっかけづくりになればと考えている．

b．ケアの質向上・維持

①マニュアル作成：ケアの質を維持していくためには，ケアの統一が必要である．スタッフの経験年数や力量によって提供するケアの内容が変わることが多くあるが，それでは理想的な緩和ケアとはいえない．当院では院内スタッフ向けに，心不全緩和ケアマニュアルを作成し，

ケアの統一および質の維持をはかっている．マニュアルでは，オピオイドを含めた鎮痛薬，鎮静薬の使用方法から，終末期のさまざまな苦痛に対しての評価方法，対処法まで，多職種で共有すべき内容が記載されており，スタッフがいつでもパソコン端末から参照できるようになっている．当院のマニュアルは，腫瘍内科を中心とした緩和ケアチームが作成した"緩和ケアマニュアル"を参考にして，心不全患者用に"心不全緩和ケアマニュアル"として作成し直したものである．腫瘍緩和と心不全緩和は，基本的な取り組みスタンスは同じだが，心不全特有の病態のため，投薬内容，ケアの方法に若干の変更を加えている．

② 看取りパンフレットの作成：家族からの質問で多いのが「これからどうなっていきますか？」といった，これから迎える経過に対する質問である．そして，症状緩和はどのようにされ，家族はどのように関わってよいのかがわからないという状況である．

がん患者に対しては，厚生労働省による"緩和ケア普及のための地域プロジェクト" Outreach Palliative care Trial of Integrated regional Model (OPTIM) が作成しているパンフレットがある．しかし，心不全患者の症状やケアの内容と合わない部分があるため，説明者によっては不十分になることがある．そのため，心不全に対する看取りのパンフレットを作成し，誰でも同じ説明ができるようにしている．

③ スタッフ教育：病棟看護スタッフのケアや知識の向上に向けて，循環器病棟の教育スケジュールには，心不全緩和ケアに対する勉強会を入れている．また，毎週行われる心不全カンファレンスにも可能な限り参加してもらっている．こうしたカンファレンスでのディスカッションを通じても病態の理解やケアの方法を学ぶことができている．

医師を含めたデスカンファレンスも必ず行うようにしている．ここでは，治療方針の妥当性や緩和ケアを振り返り，その評価を行うだけでなく，医師を含めたスタッフのモヤモヤした気持ちを吐露する場となっている．スタッフのバーンアウト予防にとても重要な時間になっていると考えている．

c. 地域連携

今後ますます心不全患者が増加していくことをふまえると，患者が住み慣れた場所で生活するためには地域で緩和ケアを普及していくこともより重要になってきている．病院だけでケアを考えていく時代ではないのだという認識を強くもっており，在宅で提供しうるケアについて在宅スタッフと一緒に考えていく必要がある．現状，例えば地域の訪問看護ステーションを見渡しても，それぞれのステーションによって考え方や取り組みはさまざまであり，心不全患者のケアプランが十分に伝わっていないところもある．当院では地域の開業医向けの勉強会や研究会は定期的に行っていたが，それに加えて，看護師や介護士ほか多くの医療スタッフを対象とした新たな研究会を2013年に立ち上げた．そこには訪問看護師も世話人として入ってもらい，年2回程度のペースで定期的に開催している．心不全や終末期のケアをテーマに，地域目線で研究会の内容についての意見も出してもらっている．参加者も年々増え，ケアマネジャーなどの参加も多くなってきているので，これらを通じて徐々に浸透すればよいと期待している．もちろん個別の患者については，訪問看護師や在宅医師を含めた退院前カンファレンスを積極的に行い，地域の中で患者が希望する終末期の生活が送れるようにと取り組んでいる．

d. 研 究

① データの蓄積：近年，心不全緩和の重要性は広く認識されるようになったが，まだこの領域はがん緩和からは大きく後れをとっており，エビデンスも乏しいというのが現状である．今後の心不全緩和チーム医療推進のためにも，データの蓄積と分析，公表が重要であると考えている．当院では心不全緩和チームの活動をデータベースにまとめ今後の活動に役立てていこうと考えている．

② 患者アンケート：心不全緩和チームを立ち上げて最初にぶつかる壁が，「いったい何をどこから始めればいいのだろうか」という部分だと思われる．実際の患者の声を聞くということは，今後のチームの活動の方向性を探る上でも非常に有効な手段であると考える．当院では心臓病患者の患者会や，実際の入院患者，外来患者，心臓リハビリ通院患者から緩和治療に対してのアンケート聴取を数回行った．現在や今後についての病状理解の程度や，終末期の延命治療や最期として希望する場所についての考え方など緩和医療に関わる複数の質問を行い，真摯な回答をいただいた．患者アンケートはチームの活動指針の手助けとなるだけではなく，患者および家族に人生の最終段階について考えてもらうよいきっかけにもなると考える．

e. 研 鑽

近年は数多くの学会で心不全緩和についてのセッションが開催されている．医師，コメディカルスタッフともに，そのような学会に積極的に参加し，そこで得た知識をカンファレンス時にチームで共有し，日々の活動に生かしている．

がん緩和ケアは心不全緩和ケアよりも歴史が長くさまざまなノウハウが蓄積されているので，このノウハウを心不全緩和に生かしていくことは非常に大切なことであると考える．PEACEプロジェクトでは，がん診療に関わる医師のための緩和ケアの研修会が開催されている．当院チームの循環器内科医は，PEACEの緩和ケア研修会を受講して一般的ながん診療での緩和ケアのスキルを学習している．同様に看護領域では，ELNEC-Jという緩和ケアの教育プログラムがあり，当院チームの看護師は，ELNEC-Jクリティカルケアカリキュラムを受講し，今後のケア内容見直しに役立てようと考えている．

4 ― 病院の特性などをふまえたチーム立ち上げ時の苦労

急性期病院であるがゆえ，スタッフの関心は侵襲的な検査や治療，あるいはその後のケアといった部分に目が行きがちになる．これはどの病院でもあることかもしれないが，特に循環器内科医や心臓血管外科医というのは手術やカテーテルインターベンションといった部分を中心に研鑽を積んできている者が多く，慢性期の治療やリハビリ，あるいはその方の社会環境や生活環境に目を向けたり，終末期のケアへ意識を向けたり，といった部分を強化するのは一朝一夕に，というわけにはいかなかった．当院は循環器のほかにがん診療にも力を入れており，がんの分野での緩和ケアについては一歩進んでいたため，この点で困ったら緩和ケア医に任せれ

ばよいといった風潮も医師の間にはあったかと思われる．そのような状態の中で，心不全CNが心不全患者に対する緩和ケアを充実できないかと検討をし，まずはがんの緩和ケア医と連携してきたわけだが，先述の通り，このような形態では最期の薬剤調整が中心とならざるをえなかった．長い経過をたどる心不全治療においては，循環器内科医が最期を見据えて治療方針の決定や説明を行っていく必要がある．よって，まずはこの医師の中での緩和ケアに対する認識を浸透させていくことが重要で，苦労した部分でもあった．幸い心リハの重要性についての認識は浸透してきていたので，心不全患者への心リハ介入の一環として心不全カンファレンスを開始し，徐々に終末期への意識ももてるようになったのではないかと考える．ようやく循環器内科医を含んだ緩和チームを積極的に考えていくようになったのは2015年からとなった．

5 ― チームの長所・短所

a. 長　所

　当院はさほど病院の規模が大きくないため，伝統的に診療科間，職種間の垣根が低く，お互いの提案を柔軟に検討しやすいという土壌がある．昨今はハートチームという言葉が色々な場面で使われるが，当院の循環器内科と心臓血管外科は黎明期から同じ病棟で診療をし，毎週カンファレンスも行ってきた．さらに，心リハチームを立ち上げてからもすでに10年以上が経過しており，内科外科，多職種間の連携づくりという点ではあまり苦労なく行える環境にあったといえる．どのような治療でもあてはまることだが，特に心不全診療，終末期を見据えたケア介入ということになると，関わるスタッフが共通認識や共通の言語をもって患者の想いを共有することが重要である．そのような観点からみても風通しのよさ，チームワークのよさというものが当院の最も大きな長所であると考える．また，循環器部門とならんでがん診療に力を入れているため，がん診療における緩和ケアを経験したことのある看護スタッフが病棟の約1/3を占めている．これらのスタッフは基本的な薬剤の使用を経験しており，心不全緩和ケアに対しても柔軟に対応することができている要因かと考える．

b. 短　所

　最も大きい問題点は心不全の緩和ケアに対する知識がまだ十分に浸透していないことである．スタッフの入れ替わりもあり，循環器病棟での終末期患者を対応した経験のあるキャリア5年以上の看護スタッフは半数程度であり，基本的な緩和ケアを学ぶことから行っているスタッフもいる．こうしたスタッフ全体への知識やケア内容の浸透が今後の課題と考えている．

6 ― 人材の集め方

　チームには，がん診療における緩和ケアを経験した看護スタッフに入ってもらった．これは，緩和ケアに対するスキルを心不全緩和ケアにアレンジしていくことができるためである．また，集中ケアCNにも入ってもらった．これまでは集中治療室で心不全末期患者の急性増悪

時における意思決定支援や症状緩和の検討は十分には行われていなかったが，終末期の段階で集中治療室と病棟を行き来せざるをえない患者も多く，ここでの意思決定支援や症状緩和の強化も重要と考えた．他のスタッフは，心リハチームから参加してもらった．これにより継続したリハビリや薬剤師の介入が可能になると考えた．

7 ― 活動開始後に浮かび上がった問題点―急性期の総合病院としての苦悩―

　チームを中心とした緩和ケア介入が奏功し，薬剤の調整などで症状が良好にコントロールできたり症状が安定したりするようになる患者も増えた．しかし，麻薬や強心薬を使用した状態になると退院支援が難しく，在院日数も伸びてしまうという状況が生じてきた．また，心不全患者は緩和ケア病棟に入室することができないため，一般病棟で急性期診療を受ける患者と同じ病棟内で看ることとなり，医療者の業務が複雑になることも多くなってきている．システムを十分に練り直していくことで業務を効率化し，さらに地域連携をより深めて在院日数の問題を解決できる可能性を探り，切れ目のない緩和ケアを目指していく必要があると考えている．

8 ― 今後の展望とチーム立ち上げ検討中施設へのメッセージ

　当院の心不全緩和ケアチームの成り立ちと活動内容について話を進めてきた．ようやく形となってきたばかりのこのチームながら，これまでの活動を通じて感じることは，今後ますます進んでいく高齢化社会の中で，緩和ケアというものが決して特別なものではないということである．誰しもが直面する問題を，チームとして，あるいは地域の中で解決していくことが非常に重要で，このような意識をさらに広く浸透していくための活動を続けていきたいと考えている．

　チームを成長させていくのに重要なことは，やはり意識の統一をいかにはかっていくかということかと思われる．中心になるべきスタッフが，"このチームは何をすべきか"ということをしっかりもち，これを粘り強く周囲に呼び掛けていくことが大切だと考える．特にがん診療の緩和ケアを経験したことのある看護師がいれば，これを心不全患者に対しても生かすべきだという想いを伝えていくとよいと考える．それを周囲のスタッフ，特に医師も理解しようと努めていくことで新たなチームとしての力が育っていくのではないだろうか．

〔横松孝史，山部さおり，加藤雅史〕

索引

日本語索引

あ
アウトカム 30
亜急性期病院 116
悪液質 64
アドバンス・ケア・プランニング
.... 10, 21, 38, 60, 78, 105, 111, 115, 122, 139, 148
アドヒアランス向上 55
安楽死 89

い
飯塚病院 138
医学的最善 81
医学的適応 91, 92, 142
医学的無益 81
医師 29, 99
意思決定 19
　――支援
　　...... 10, 22, 34, 50, 60, 78, 103, 111, 112, 115, 118, 135, 141, 142
医師の職業倫理指針 89
遺族ケア 17, 150
溢水 64
いつの間にか緩和ケア 121, 125
医の倫理綱領 89
依頼 106
医療ソーシャルワーカー
　.................. 29, 68, 99, 108, 118, 119, 128, 140
医療用麻薬 149
医療倫理の四原則 90
院外活動 104
院内アンケート 115
院内オーディット 133
院内監査 133
院内コンサルテーションチーム ... 28

う
植込型除細動器 23, 44, 80, 92
植込型補助人工心臓 118, 138
運動療法 61

え
栄養指導 121
エドモントン症状評価システム
　... 102
エネルギー制限 64
塩分制限 65
延命治療 80, 93
　――の中止 89

お
オピオイド
　................... 23, 55, 56, 133, 135, 152

か
介護サービス 68
介護保険 70
回診 149
頴田病院 139, 146
介入 103, 149
　――依頼 115
　――スクリーニング 123
解明的コミュニケーション 86
外来看護師 119, 120, 128
　――心不全サポート面談
　　... 120, 124
各職種の役割 109
家族ケア 51, 60
家族支援 103
学会発表 104, 114
カヘキシー 64
亀田総合病院 128
カロリー制限 64
がん看護専門看護師
　.............................. 29, 113, 119, 120
がん緩和ケア 107, 153
　――チーム 118, 125
看護師 29, 44, 48, 99, 108
患者アンケート 153
患者教育 122, 151
患者の意向 81, 91, 93
患者の自己決定権 89
患者用パンフレット 104
患者・家族 29
感情調整スキル 83, 85
がん診療に携わる医師に対する緩和ケア研修会 5
がん診療連携拠点病院 35, 46, 118
がん対策基本法 17
カンファレンス 120, 123, 148
管理栄養士
　.................. 29, 64, 99, 108, 128, 138, 140, 147
緩和医療学 2
　――会専門医 42
　――会認定医 32, 42
緩和ケア 2, 5
　――医
　　............ 45, 98, 99, 108, 111, 119, 128, 134, 138, 147, 153
　――医がいない場合 46
　――医の役割 42
　――運営委員会 133
　――研修 5
　――研修会 153
　――診療加算 43, 99, 107
　――専門医 106
　――専門家 21
　――専門家が主体 35
　――チーム
　　............. 5, 29, 52, 82, 102, 106, 110, 128, 131, 135, 148

157

索引

緩和ケアチーム介入 131
緩和ケアチーム専任看護師 48
緩和ケアチームの職種構成 43
緩和ケア認定看護師
　............ 29, 44, 98, 100, 113,
　　　　　　　119, 128, 136
緩和ケアネットワーク 116
緩和ケアの定義 3
緩和ケアの提供体制 18
緩和ケアの目標 17
緩和ケア普及のための地域プロジェクト 152
緩和ケア勉強会 103
緩和的鎮静 44
緩和薬物療法認定薬剤師 128

き
既存の緩和ケアチーム 145
既存のシステムを生かす 127
基本的緩和ケア
　............ 22, 28, 38, 54, 106, 111, 136
救急医 19
救急・集中治療における終末期医療に関するガイドライン 14
急性期病院 147, 155
急性心不全治療ガイドライン ... 14
急性増悪期 78
急性・重症患者看護専門看護師
　............................. 100, 128
急性・慢性心不全ガイドライン .. 15
強心薬
　... 8, 11, 19, 23, 61, 81, 98, 150, 155
　――離脱困難 54, 81
共通了解可能性 83
記録手帳 129

く
苦痛 8, 51
グリーフケア 111, 150
久留米大学病院 118

け
ケア専門家 22
ケアマネジャー 128, 152
経済的問題 68
継続支援 51
啓発冊子 104
経皮的心肺補助 92

減塩 64
　――緩和 64
研究活動 104
兼務 126

こ
合意形成 78, 83
攻撃的コミュニケーション 86
公正 90
高齢者心不全患者の治療に関するステートメント 14
呼吸困難感 57
呼吸法 85
告知 45
国立循環器病研究センター 98
個別面接 74
コミュニケーション ... 11, 44, 73, 79
　――スキル 83, 86
コンサルテーション
　...... 30, 73, 101, 106, 111, 136, 143
　――依頼 131
　――内容 112
　――のエチケット 31
困難事例 111

さ
在宅 116
　――医療 143, 145
　――緩和ケア 131
　――ケアチーム 110
　――チーム 136
再入院 51
　――予防 121, 126, 138
作為的コミュニケーション 86
サプライズ・クエスチョン 19
サルコペニア 64

し
事前指示 111
　――委員会 134
持続的血液濾過透析 92
質的無益性 92, 94
社会資源 68, 143
社会的問題 111, 112
周囲の状況 91, 95
重症例検討チーム 101
集中ケア認定看護師 147
集中治療 92, 98, 147

終末期医療 3
終末期ケア 5
終末期の病状説明 78
主治医チーム 82, 102, 106, 111
受動的コミュニケーション 86
循環器医 128
循環器科医 99
循環器科が主体 35
循環器緩和ケア 107
　――チーム 15, 99, 139
循環器疾患における末期医療に関する提言 14, 19
循環器専門病院 35
循環器内科医
　............ 108, 111, 138, 147, 154
　――の役割 37
障害年金 69
障害福祉サービス 70
症状緩和 141
傷病手当金 69
情報共有
　............ 62, 73, 74, 87, 103, 111, 145
初回入院時 79
食事制限 65
　――の解除 66
食欲不振 65
ジョンセン 91
自律尊重 90, 93, 94
人材確保 145
人材の集め方 154
人生の最終段階における医療体制整備事業 104
人生の最終段階における医療の決定プロセスに関するガイドライン 93
心臓悪液質 64
心臓移植 54, 98, 118, 138
心臓血管外科 154
　――医 126
心臓血管内科 101
心臓病教室 138
心臓マッサージ 93
心臓リハビリテーション
　............ 60, 116, 121, 138, 147
　――指導士 128
身体障害者手帳 69
身体症状 111, 112
腎代替療法 23, 80

信念対立 ……………………………… 135
　　——解明アプローチ ……………… 83
心不全患者数 …………………………… 8
心不全患者の苦痛症状 ………………… 9
心不全患者の疼痛 …………………… 56
心不全患者の予後 ……………………… 8
心不全緩和ケア ………………… 118, 153
　　——研究会 …………………………… 6
　　——チーム …… 22, 72, 74, 147, 148
　　——の推奨度 …………………… 13
　　——のランダム化比較試験 …… 14
心不全ケア科 ……………………… 138
心不全支援チーム ………………… 118
心不全症状緩和 …………………… 103
心不全診療ネットワーク ………… 116
心不全チーム ……………… 5, 128, 135
　　——回診 ………………………… 131
心不全入院指導シート …………… 128
心不全の疫学 …………………………… 8
心不全の定義 ………………………… 37
心不全の臨床経過 …………………… 37
心不全レビュー ……………………… 23
心理サポート ……………………… 141
心理士 ……… 72, 99, 108, 128, 140, 147
心理社会的問題 ……………………… 72
心理的安定性 ………………………… 84
心理的侵襲 …………………………… 80
心リハチーム ……………………… 148
診療応援 ……………………… 108, 111
心療内科 ……………………………… 74
診療補助 ……………………………… 48
心理療法 ……………………………… 74

す
推定意思 ……………………………… 95
水分制限 ……………………………… 64
スクリーニング ……………… 106, 123
ストレス ……………………………… 84

せ
正義 …………………………………… 90
精神科 ………………………………… 74
　　——医 …………… 99, 106, 119, 128
　　——リエゾンチーム
　　　　　　………… 73, 110, 113, 115
精神症状 ……………………… 72, 111, 112
　　——緩和 ………………………… 103
精神発達 ……………………………… 73

生命を脅かす疾患 …………… 3, 10, 17
積極的治療 ………………………… 119
善行 ……………………………… 90, 92, 94
専従 ………………………………… 126
全人的苦痛 …………… 11, 21, 50, 60
専任看護師 ………………………… 52
せん妄 ……………………………… 57
　　——管理マニュアル ………… 104
専門看護師 …………………… 52, 53
専門的緩和ケア ……… 22, 28, 41, 106

そ
総合診療医 ………………………… 138
総合診療科 ………………………… 139
相互関係チームモデル ……… 33, 108
相互乗り入れチームモデル
　　　　　　………………… 33, 37, 109

た
退院支援 …………………………… 155
退院調整 …………………… 113, 115
退院前カンファレンス
　　　　　　…………… 51, 53, 55, 152
対象患者 …………………………… 101
大動脈内バルーンパンピング …… 92
多疾患合併患者 …………………… 144
多職種カンファレンス … 52, 74, 125
多職種協働 …………………… 19, 52
多職種チーム ……… 33, 78, 101, 120
多専門職チームモデル ……… 33, 108
ターミナルケア ……………………… 3, 5
段階的心不全緩和ケア ……………… 22

ち
地域 ………………………………… 70
　　——医療機関 ………………… 125
　　——医療連携 ………………… 113
　　——コンサルテーションチーム
　　　　　　………………………… 28
　　——との連携 ………………… 52
　　——ネットワーク …………… 134
　　——包括ケア ……… 69, 70, 136
　　——連携 ……………… 152, 155
知能 ………………………………… 73
チーム医療 ………………………… 89
　　——推進委員会 ……………… 147
　　——推進のための基本的な考え方
　　　　　　………………………… 35

チーム回診 ………………………… 102
チームワーク ……………………… 84
チャプレン ………………………… 128
直観 ………………………………… 89
治療選択 …………………………… 23
治療の差し控え ………………… 44, 89
鎮静 ………………… 44, 58, 111, 149
　　——薬 ……………………… 55, 104
鎮痛薬 ……………………………… 133

て
低栄養 ……………………………… 64
定期カンファレンス ……………… 102
デスカンファレンス ……………… 152
手続き的正義 ……………………… 93
電子カルテ ………………………… 103

と
同意書 ……………………………… 104
同意能力 …………………………… 93
同行訪問 …………………………… 115
疼痛コントロール ………………… 103

な
難病医療費助成制度 ……………… 69

に
日本緩和医療学会 …………………… 5
認知度向上 ………………………… 120
認定看護師 ……………………… 52, 53

は
ハートサポートチーム …………… 140
バーンアウト ……………………… 84
判断能力 …………………………… 93
パンフレット ……………………… 122

ひ
非がん疾患の緩和ケア ……………… 6
非ステロイド性抗炎症薬 ………… 56
悲嘆ケア …………………………… 111
病院倫理委員会 …………………… 101
兵庫県立姫路循環器病センター
　　　　　　………………………… 108
病棟 ………………………………… 98
　　——看護師 … 48, 52, 116, 119, 147

ふ

不安 …… 51
服薬指導 …… 121

へ

米国心臓協会 …… 23
併存疾患 …… 8
勉強会 …… 98, 112, 113, 134, 135, 145, 152

ほ

訪問看護 …… 115
 ──師 …… 128, 152
訪問診療 …… 139
 ──クリニック …… 46
補助人工心臓 …… 23, 44, 118
ホスピス …… 2, 23
ホスピタリスト …… 139
本人の意思 …… 143

ま

マインドフルネス …… 85
麻酔科医 …… 99
松口循環器科・内科医院 …… 139, 146
マニュアル …… 151
麻薬 …… 104, 111
慢性期病院 …… 116
慢性疾患看護専門看護師 …… 29, 140
慢性心不全看護認定看護師 …… 29, 108, 111, 115, 128, 147
慢性心不全治療ガイドライン …… 64

み

ミダゾラム …… 58, 149
三菱京都病院 …… 147

む

無益性 …… 92
無危害 …… 90, 92, 94
無床診療所 …… 139

め

メンタルケア …… 103

も

もしバナゲーム©iACP …… 139
モルヒネ …… 57, 149

や

薬剤師 …… 29, 55, 99, 108, 111, 119, 128, 138, 140, 147
薬物療法 …… 55, 114
病みの軌跡 …… 6, 10, 21, 23, 79

ゆ

有志の集まり …… 120

よ

与益 …… 90, 92, 94

予後 …… 11, 135
 ──説明 …… 111
 ──予測 …… 19
 ──予測ツール …… 19
四分割表 …… 91, 142

り

理学療法士 …… 60, 99, 108, 119, 128, 138, 140, 147
リスクコミュニケーション …… 85
リハビリテーション専門職 …… 29
リファー …… 74
量的無益性 …… 92
療養環境 …… 49
療養の場 …… 141, 143
リラクゼーション …… 49
リンクナース …… 48, 52, 106, 108, 140
臨床検査技師 …… 128
臨床工学技士 …… 128
臨床倫理 …… 89
 ──の四分割表 …… 91, 142
倫理的葛藤 …… 44, 119
倫理的ジレンマ …… 89
倫理的問題 …… 111, 112
倫理の四原則 …… 92

ろ

老人看護専門看護師 …… 108, 111

外国語索引

A

ACPの動機付け …… 79
advance care planning(ACP) …… 10, 21, 38, 60, 78, 105, 111, 115, 122, 139, 148
AHA/ACCF心不全ガイドライン …… 4
American Heart Association(AHA) …… 23
Ask-Tell-Askアプローチ …… 81

C

continuous hemodiafiltration(CHDF) …… 92

D

dissolution approach for belief conflict(DAB) …… 83
do not attempt resuscitation(DNAR) …… 111

E

ELNEC-J …… 24, 153

I

illness trajectory …… 10
implantable cardioverter defibrillator(ICD) …… 23, 44, 80, 92
integrate palliative care …… 21
interdisciplinary team model …… 33, 109

intra aortic balloon pumping
　(IABP) 92

J
Jonsenらの四分割表 91

M
medical social worker (MSW)
　............................ 29, 68, 99, 108, 118,
　　　　　　　　　　　119, 128, 140
multidisciplinary team model
　... 33, 108

N
NICEガイドライン 28
non-steroidal anti-inflammatory
　drugs (NSAIDs) 56

O
OPTIM 152

P
PEACE 5, 24, 153
percutaneous cardiopulmonary
　support (PCPS) 92
PHQ-2 .... 123, 129
PHQ-9 129

Q
QOL 91, 94, 143
quality of death 28

S
Stage D 79, 116

Supportive & Palliative Care
　Indicators Tool (SPICT) 19

T
transdisciplinary team model
　... 33, 37, 109

V
ventricular assist device (VAD)
　.. 23, 44, 118

W
World Palliative Care Alliance
　(WPCA) 21

実践から識る！
心不全緩和ケアチームの作り方　　© 2018

定価（本体 3,000 円＋税）

2018 年 7 月 1 日　1 版 1 刷

編　者　　大石　醒悟
　　　　　柴田　龍宏
　　　　　高田　弥寿子

発行者　　株式会社　南山堂
　　　　　代表者　鈴木幹太

〒113-0034　東京都文京区湯島 4 丁目 1-11
TEL 編集(03)5689-7850・営業(03)5689-7855
振替口座　00110-5-6338

ISBN 978-4-525-24861-1　　Printed in Japan

本書を無断で複写複製することは，著作者および出版社の権利の侵害となります．
JCOPY ＜(社)出版者著作権管理機構　委託出版物＞
本書の無断複写は著作権法上での例外を除き禁じられています．複写される場合は，そのつど事前に，(社)出版者著作権管理機構(電話 03-3513-6969, FAX 03-3513-6979, e-mail: info@jcopy.or.jp) の許諾を得てください．

スキャン，デジタルデータ化などの複製行為を無断で行うことは，著作権法上での限られた例外（私的使用のための複製など）を除き禁じられています．業務目的での複製行為は使用範囲が内部的であっても違法となり，また私的使用のためであっても代行業者等の第三者に依頼して複製行為を行うことは違法となります．